医法圆通

【大字诵读版】

清·郑钦安 著

张丽君 丁 侃 点校

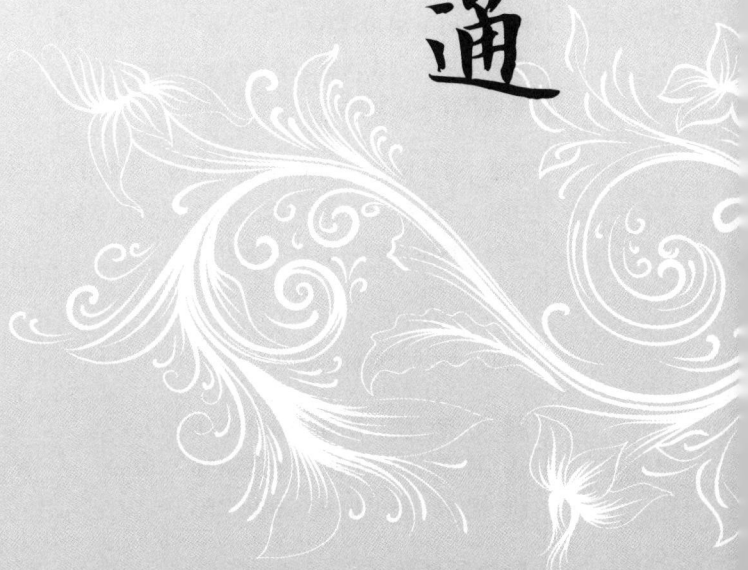

全国百佳图书出版单位
中国中医药出版社
·北 京·

图书在版编目（CIP）数据

医法圆通：大字诵读版 /（清）郑钦安著；张丽君，
丁侃点校 . — 北京：中国中医药出版社，2023.12
ISBN 978-7-5132-8502-5

Ⅰ . ①医… Ⅱ . ①郑… ②张… Ⅲ . ①中医临床—经
验—中国—清代 Ⅳ . ① R249.49

中国国家版本馆 CIP 数据核字（2023）第 202116 号

中国中医药出版社出版

北京经济技术开发区科创十三街 31 号院二区 8 号楼
邮政编码 100176
传真 010-64405721
万卷书坊印刷（天津）有限公司印刷
各地新华书店经销

开本 787×1092 1/16 印张 12.75 字数 136 千字
2023 年 12 月第 1 版 2023 年 12 月第 1 次印刷
书号 ISBN 978-7-5132- 8502 - 5

定价 49.00 元
网址 www.cptcm.com

服 务 热 线 010-64405510
购 书 热 线 010-89535836
维 权 打 假 010-64405753

微信服务号 zgzyycbs
微商城网址 https://kdt.im/LIdUGr
官 方 微 博 http://e.weibo.com/cptcm
天猫旗舰店网址 https://zgzyycbs.tmall.com

如有印装质量问题请与本社出版部联系（010-64405510）

编写说明

《医法圆通》(1874年刊行)共四卷,主要为讨论杂病之书,辨明内外虚实,经方、时方之要,甚合临床实用,为火神派鼻祖郑钦安的三大医著之一。火神派以其鲜明的用药风格活跃于医林,其重视阳气,强调扶阳,临床擅用附子是其显著特点。但火神派绝非一味追求温热,对阴虚、火热等阳证的辨治也积累了丰富经验。郑氏虽擅用姜附,但并非一概滥用,而是在准确辨证、认定阴证的前提下施之。他不仅擅用姜、附,而且也擅用硝、黄、石膏等凉药,对白虎汤、承气汤等清热泻火剂的使用也十分纯熟。《医法圆通》作为火神派立派之作,细细品读回味,自能从中收获颇多。

为方便读者更好地阅读、习用,此次点校,以清同治十三年甲戌(1874年)成都刻本刘氏文林斋藏本为底本,以光绪十三年丁亥(1887年)刻本五福堂藏本为校本,力求形成一精良的白文本，具体处理方法如下：

一、原书为繁体字竖排版，现改为简体字横排版，加以现代标点。

二、原书中异体字、古字、俗写字，径改为通行简化字。

三、原书中引用古代文献，每有剪裁省略，凡不失原义者，一般不据他书改动原文。

四、原有随文夹注，以小字表示；原有眉批，移至篇尾作为尾注。

五、原书为分卷目录，现一并提前作为目录。

点校者

2023 年 9 月 20 日

郑钦安序

尝阅各家著作，皆有精义，独嫌者，大海茫茫，无从问津。余亦粗知医，每闲暇必细检阅，随地随时，穷究天地、生人、生物，盈、虚、消、长这个道理。思之日久，偶悟得天地一阴阳耳，分之为亿万阴阳，合之为一阴阳。于是以病参究，一病有一病之虚实，一病有一病之阴阳，知此，始明仲景之六经还是一经，人身之五气还是一气，三焦还是一焦，万病总是在阴阳之中。仲景分配六经，亦不过将一气分布上下、左右、四旁之意，探客邪之伏匿耳。舍阴阳外，岂另有法哉？余不揣鄙陋，采取杂症数十条，辨明内外，判以阴阳，经方、时方皆纳于内，俾学者易于进步，有户可入，虽非万举万当，亦可为医林之一助云尔。

同治甲戌季夏月蜀南临邛郑寿全钦安撰

敬知非序

余向就刑幕，历膺牛廉访、王爵令、杨明府之聘，恐久而造孽，退乐性余，酷嗜医，然不欲行。人知，邀必赴，依仲景六经平脉辨症，处方辄去，不知其贫富，亦无贵贱。迁徙恒无定，雅不作门市想。闲居读《灵》《素》《难经》，心知其意，必解出，多不成帙，任其零星，亦无意收束。秋，得临邛钦安郑子《医理真传》一书，点读再过，知有所得于性理而涵养者深，借医为发明耳。发于医，则救医也切，救医切，则济世也宏，殆乐善而自好者。与神交久之，冬乃晤，一见如故，称快事焉。

适《医法圆通》又成，及门议复锓，钦安谦谦君子，出草，索摘疵。噫！无瑕矣，何虚心若是耶？特以医关人性命，书留传久远，不得不慎，抑又仁慈之心也。余粗知医，故知钦安之医高，高必传，传仲景，非传钦安。钦安传仲景六经之法，仲

1

景之六经显，而钦安亦与之俱传，是钦安因传仲景之六经而传。而钦安之所学，后于仲景之六经而有所得者，亦赖仲景而共传。由是推之，书之传与不传，恒视其人之学为何如耳。

余爱钦安之书，实爱钦安之学，钦安之学，渐臻圆通之境，故名其书曰圆通。因识其圆通，慕其圆通，爱乐为圆通之评。夫著《医法圆通》者，钦安也；而评圆通医法者，为麻城知非敬氏。

时在清之同治十三年甲戌中秋序于锦城庐山仙馆

沈古斋序

闻之"医者意也",谓以我之意,消息病人之气机,审其盈缩,相其阴阳,定其中外,各守其乡,以施攻补,症有千变,药亦千变,而其收效则如一。《素问·八正神明论》曰:"合人形于阴阳四时虚实之应,冥冥之期。视之无形,尝之无味,故谓冥冥,若神仿佛。"又曰:"观于冥冥者,言形气荣卫之不形于外,而工独知之,以日之寒温,月之虚盛,四时气之浮沉,参伍相合而调之,工常先见之。然而不形于外,故曰观于冥冥焉。通于无穷者,可以传于后世也,是故工之所异也,故俱不能见也。"夫不能见而工常先见之,若神仿佛,上合昭昭,下合冥冥,通于无穷,传于后世,此之谓圆通。至圆者,莫如珠,医之意,珠是也。惟其能圆,是以能通。所通维何?通神明也,通造化也。夫神明造化,乾坤定位,主宰者理,流行者气,对待者数。理、气、数三者,浑为太极,判为两仪、四象，成乎八卦，三才立而五运分，六气变而四时行，百物生而八风动，于是乎苛疾起而莫能逃，此之谓法。法天效地，法阴则阳，知升知降，知潜知浮，知迎知拒，皆通以意而成为法。法即意珠也，即智囊也，皆性花也。然之言也，必医者先得弄丸心法，从《河图》《洛书》，一顺一逆，先后八卦，能颠能倒，默而识之，学而不厌，有诸己而后能验诸人。以圆通之心法，著圆通之医法，岂易易哉？

余于医道，究心有年，求其识此意者或寡矣。不意友人郑钦安者，有《医法圆通》之书焉。余回环读诵，见其篇中，如论乾坤，论坎离，论五行，论六步，论气血，论水火，论外感，论内因，论阳虚，论阴虚，总其要曰阴阳而已。又曰有余不足尽之矣。又曰人活一口气，皆根柢之谈，不同泛常之论，又非杜撰，悉推本于《灵》《素》《难经》及仲景《伤寒》《金匮》之义，所载各方，尽是经方，所引时方，出不得已，非其本怀。作之谓圣，述之谓贤，钦安之书，吾无间然矣。非洞明乎一身之气机，圆乎三才之理数，而先得医之意者，其能之乎？其言又皆数十年来临症效验，及与二三及门互相质疑辨难，所汇而集者，精核不移，万举万当，诚度世之金针、医学之标准也。

余既珍而宝之，复怂恿授梓，以公诸世。钦安之造福，奚有量耶？吾知其克昌厥后矣，不揣固陋，因以颂为序。

时清之同治十三年蒲节月郓筒沈古斋化三敬题

目　录

卷一

用药弊端说

用药一道，关系生死，原不可以执方，亦不可以执药，贵在认证之有实据耳^(一)。实据者何？阴、阳、虚、实而已。阴阳二字，万变万化，在上有在上之阴阳实据，在中有在中之阴阳实据，在下有在下之阴阳实据，无奈仲景而后，自唐、宋、元、明以逮本朝，识此者固有，不识此者最多。其在不识者，徒记几个汤头，几味药品，不求至理，不探玄奥，自谓知医，一遇危症，大海茫茫，阴阳莫晓，虚实莫辨，吉凶莫分，一味见头治头，见脚治脚，幸而获效，自夸高手。若不获效，延绵岁月，平日见识用尽，方法使完，则又借口曰："病入膏肓，药所难疗。"殊不知其艺之有未精也。

更有一等病家，略看过几本医书，记得几个汤歌药性，家人稍有疾病，又不敢自己主张，请医入门，开方去后，又或自逞才能，谓某味不宜，某味太散，某味太凉，某味太热。某味或不知性，忙将《本草备要》翻阅，看此药能治此病否。如治与病合则不言，不与病合，则极言不是，从中添减分两。偶然获效，自矜其功，设或增病，咎归医士。此等不求至理，自作聪明，每每酿成脱绝危候，虽卢、缓当前，亦莫能治，良可悲也。

更有一等富贵之家，过于把细，些小一病，药才入口，稍有变动，添病减病不自知也，又忙换一医，甚至月延六七位，每每误事。不知药与病有相攻者，病与药有相拒者，岂即谓药不对证乎^{（二）}？何不多延数时，以尽药力之长哉！余观古人称用药如用兵，有君臣，有佐使，有向导；有缓攻，有急攻，有偷关；有上取，有下取，有旁取；有寒因寒用，热因热用，塞因塞用，通因通用诸法，岂非知得药与病有相拒相斗者乎？余愿富贵之家，不可性急，要知病系外感，服一三道发散药，有立见松减些者。气滞、食滞、腹痛、卒闭之症，服行气、消导、开窍之品，有片刻见效者。若系内伤虚损日久，误服宣散、清凉、破气、滋阴等药，酿成咳嗽白痰，子午潮热，盗汗骨蒸，腹胀面肿，气喘等症，又非三五剂可见大功。所以古人治病，有七日来复之说，或三十剂，五十剂，甚至七八十剂，始收全功者矣。

最可怪者，近之病家，好贵恶贱，以高丽参、枸杞、龟、鹿、虎胶、阿胶、九制地黄、鹿茸等品，奉为至宝，以桂、麻、姜、附、细辛、大黄、芒硝、石膏等味，畏若砒毒，由其不知阴阳虚实至理，病之当服与不当服耳^{（三）}。病之当服，附子、大黄、砒霜，皆是至宝；病之不当服，参、芪、鹿茸、枸杞，都是砒霜，无奈今人之不讲理何。故谚云："参、芪、归、地，治死人无过；桂、附、大黄，治好人无功。"溯本穷源，实由于不读仲景书，徒记几个幸中方子，略记得些各品药性，悬壶于市，外着几件好衣服，轿马往来，目空一世，并不虚心求理，自谓金针在握，仔细追究，书且点不过两篇，字且画不清几个，试问尚能知得阴阳之至理乎？东家被他桂、附治死，西家被他硝、黄送命，相沿日久，酿成此风。所以病家甘死于参、芪、归、地之流，怕亡于姜、附、硝、黄之辈，此皆医门之不幸，亦当世之通弊也（四）。

余愿业斯道者，务将《内经》《难经》，仲景《伤寒》《金匮》，孙真人《千金翼》诸书，与唐、宋、金、元，朱、张、刘、李并各后贤医书，彼此较量孰是孰非。更将余所著《医理真传》，并此《医法圆通》，留心讨究，阴阳务求实据，不可一味见头治头，见咳治咳。总要探求阴阳盈缩机关（五），与夫用药之从阴从阳变化法窍，而能明白了然，经方时方，俱无拘执，久之法活圆通，理精艺熟，头头是道，随拈二三味，皆是妙法奇方。观陈修园先生《三字经》，列病数十条，俱言先以时方治之不效，再求之《金匮》，明是知道近日医生之胸中也。然时方如四君、六君、四物、八珍、十全、归脾、补中、六味、九味、阴八、阳八、左归、右归、参苏、五积、柴苓、平胃、逍遥、败毒等方，从中随证加减，亦多获效。大抵利于轻浅之疾，而病之深重者，万难获效，修园所以刻《三字经》与《从众录》之意，不遽揭其非，待其先将此等方法用尽，束手无策，而后明示曰再求《金匮》，是教人由浅而深，探求至理之意也。窃以《金匮》文理幽深，词句奥古，阅之未必即解其至理，诚不若将各证外感内伤阴阳实据与市习用药认证杂乱处搜出，以便参究。余岂好辨哉！余实推诚相与，愿与后世医生，同入仲景之门，共用仲景之法，普济生灵，同登寿域，是所切望也（六）。

眉批：

（一）医不执方药，在平日求至理而探玄奥，一得上中下阴阳实据，用药即不误人。病家知此理法，延医入门，以此审其高下，决其从违。《万病回春》立说之功不浅，此先医医而后医病家，具见良工心苦。

（二）学养兼到之医，方能识此火候，大非易易。

（三）扪虱而谈，其言侃侃，有旁若无人之概。

（四）淋漓尽致。

（五）医学骨髓，尽此一语，学者潜心。

（六）一片婆心。

各症辨认阴阳用药法眼

心病不安（俗云心跳、心慌）

按：心病不安一证，有心血不足为病者，有心气不足为病者。心血不足为病者血不足则火必旺，其人多烦，小便短赤而咽中干，肌肤枯槁憔悴，而神不大衰，甚则狂妄喜笑，脉必细数，或洪大，喜食甘凉、清淡、油润之品者是也。心气不足为病者^(一)气，阳也，气衰，则血必旺，其人少神，喜卧懒言，小便清长，或多言、多劳力、多用心一刻，心中便潮热而自汗出言者，心之声也；汗者，血之液也，多言劳力，及用心太过，则心气耗，气耗则不能统血，故自汗出，甚至发呕欲吐心阳一衰，阴气上僭，故发呕，脉必细微，抑或浮空，喜食辛辣煎炒极热之品者是也。

目下市习，不辨阴阳，听说心不安宁，一味重在心血不足一边，故治之有效有不效，其所用药品，无非人参、酸枣、茯神、远志、琥珀、龙骨、朱砂、地黄、当归、元肉之类，与夫天王补心、定志、宁神诸方，然此等方药，全在养血，果系心血不足则甚宜，若系心阳衰败则不当。此属当世混淆莫察之弊，不忍坐视不言，姑酌一治心阳虚方，以补市习之漏。

补坎益离丹

附子（八钱）　桂心（八钱）　蛤粉（五钱）　炙甘草（四钱）　生姜（五片）

用药意解

夫曰：补坎益离者，补先天之火以壮君火也。真火与君火本同一气，真火旺则君火始能旺，真火衰则君火亦即衰，真火藏于水中，二气浑为一团，故曰一元^{（二）}。真火上腾真火，天体也，其性发用故在上，必载真水上升以交于心，故曰离中含阴，又曰气行血随，水既上升，又必复降下水，地体也，随气而上至离宫，则水气旺极，极则复降下也，水下降，君火即与之下降，故曰阴中含阳，又曰血行气附，主宰神明，即寓于浑然一气之中，昼则出而听政以从阳，阳在上也，曰离，夜则入而休息以从阴，阴在下也，曰坎，此人身立命旨归，医家宜亟讲也。

今病人心不安宁，既服养血之品而不愈者，明是心阳不足也，心阳不足，固宜直补其心阳，而又曰补坎者，盖以火之根在下也。余意心血不足与心阳不足，皆宜专在下求之，何也？水火互为其根，其实皆在坎也。真火旺则君火自旺，心阳不足自可愈；真气升则真水亦升，心血不足亦能疗。其所以服参、枣等味而不愈者，是未知得火衰而水不上升也。方用附、桂之大辛大热为君，以补坎中真阳^{（三）}细查坎阳，乃先天乾金真气所化，故曰：金生水，后人见不及此，一味补土生金，补金生水，着重在后天脾、肺，不知坎无真气上腾，五脏六腑皆是死物，前贤叫人补脾者，先天赖后天以辅也。先天为体，后天为用，故经云："无先天而后天不立，无后天而先天亦不生。"教人补金，是教人补先天真金所化之真气也。道家称取坎填离，即是盗取坎中一点金气也。余恒曰"人活一口气"，即此。考桂、附大辛大热，辛即金之味，热即纯阳之性也。仲景深通造化，知桂、附力能回阳，故立白通、四逆回阳诸方，起死回生，其功迅速，实非浅见可测，复取蛤粉之咸以补肾，肾得补而阳有所依，自然合一矣附、桂补坎中之阳，阳，气也，蛤粉补坎中之阴，阴，血也。气行血随，血行气附，阴阳合一，升降不乖，何心病之不能治乎？此方功用最多，凡一切阳虚诸症，皆能奏功，不独此耳。况又加姜、草调中，最能交通上下，故曰："中也者，调和上下之枢机也。"此方药品虽少，而三气同调，学者务在药之性味，与人身之气机，何品从阳，何品从阴从阴从阳，旨归不一，有从元阴元阳者，坎离之说也；有从太阳、太阴、少阳、少阴、阳明、厥阴者，六步之谓也。其中之浅浅深深，药性各有专主，须要明白，如何为顺，如何为逆^{（四）}顺者，是顺其气机之流行；逆者，逆其气机之欲往，把这病之阴阳实据，与夫药性之阴阳实据，握之在手，随拈一二味，皆能获效，匪夷所思，余阅之久矣。奈世人沉溺莫挽，深为可慨。兹特再即此方之理推之，与仲景之白通汤，同法也，桂枝龙骨牡蛎汤，同法也，即与后贤之参附汤、封髓丹、阳八味，皆同法也。

古人立方，皆是握定上、中、下三部之阴阳，而知药性之浅深功用，故随手辄效，得以名方。今人只徒口诵心记，而不识至理攸关，无怪乎为方药所囿矣。更可鄙者，甘草仅用数分，全不知古人立法立方，其方皆有升降，皆用甘草，诚以阴阳之妙，交会中宫，调燮之机，专推国老，何今之不察，而此风之莫转也。

眉批：

（一）心气即心阳，所谓神也。神伤则精散，精散则不能统血气，液脱而为潮热自汗，此是阳不能统阴，阴无所制，阴证蜂起。正本澄源，立法亲切，于治此病乎何有？

（二）造化机缄，阴阳根柢，露于腕下，作一幅活太极图观之，便得医之真实际也。

（三）乾分一气落于坤中而成坎，乾即金也，坎即水也。坤中得阳即是火，火曰炎上，故能启水上升而交于心。心属火为离，离中得水，水曰润下，又能燮火而下降，全是一金为之斡旋，桂、附辛归金而热归火，大能升水降火，交接心肾。先生独得仲景之秘，不惜金针暗度，知非再表而彰之，俾医门悉知仲景之微理，大胆用附、桂以起死回生，病家放心服桂、附以疗生而救死，孰谓病风之不可挽？

（四）从阴从阳，顺往逆来，是用药调气机之手眼，亦医门讲理法治病之权衡。夫人自出母腹，元阴元阳变为坎离，其根落在坤中，由是气传子母，应天度而化生六经上下，往来表里，雌雄相输应二六不停。水火者，气液也，随呼吸而有升降，布五行而有部分。医能明此，号曰上工。钦安酌此一方，名曰补坎益离丹，以治心阳虚证，深得太阳与少阴为表里机关，窥见岐黄根柢。从桂枝汤变化而出，直透仲景之心法，且不惮烦劳，于辨证用药中剖明阴阳大旨，学者入理深谈，已有把握。知非更拈出仲景治少阴太阴两大法门，真武何以用附子而不用干姜？理中何以用干姜而不用附子？其四逆附子、干姜并用，何以又独称为救里而治无专经？此间阴阳奥妙进退出入，包含气机不少，如何用药认证以合气机，此皆六步之中，亦有从阴从阳之浅深，药性亦各有专主，均可变化推衍，增减随宜。知非不能明辨，愿以俟学者之深参而有得焉。

肺病咳嗽

按：咳嗽一证，有从外而入者，有从内而出者。

从外而入者，风、寒、暑、湿、燥、火之邪干之也六客各有节令不同，须知。客邪自外而入（一），闭其太阳外出之气机，气机不畅，逆于胸膈，胸中乃肺地面，气欲出而不出，咳嗽斯作矣，定有发热、头疼、身痛一段。风邪干者，兼自汗恶风；寒邪干者，兼无汗恶寒；暑邪干者，兼口渴饮冷，人困无力；湿邪干者，兼四肢沉重，周身觉冷而酸疼，不甚发热；燥邪干者，兼吐痰胶黏，喜饮清凉；火邪干者，心烦脉洪，小便短赤，饮冷。

从内而出者，皆是阳虚阴盛之候，阴虚也有，十中仅见一二。因阳虚者，定见困倦懒言，四肢无力，人与脉息无神，唇舌青滑、白色，而喜热饮，食少心烦，身无发热痛苦，即有烧热，多在午后，非若外感之终日发热无已时也（二）。因心肺之阳不宣，不能化其本经之阴邪，逆于胸而作者，其人无外感可征。凡事不能用心劳力，稍用心力一分，心便潮热，自汗出，咳嗽更甚，多吐白泡清痰近世医家，每称为"陈寒入肺"，其实不知心肺阳衰，而内寒自生也（三）。因脾胃之阳不足，不能转输津液水谷而作者，其人饮食减少，腹满时痛，多吐清冷涎痰，喜食辛辣椒姜热物。因肝肾之阳不足，不能收束其水，夹龙雷指阴气也而水泛于上，直干清道而作者，其人腰胁胀痛，足膝时冷，两颧时赤，夜间痰水更甚，咽干不渴若渴饮冷，便是阴虚火旺（四）。

凡此内外两法，不得紊乱。审是从外而入之风邪干者，去其风而咳嗽自已，如桂枝汤、祛风散是也。寒邪干者，散其寒而咳嗽自已，如麻黄汤、小青龙汤是也。暑邪干者，清其暑而咳嗽自已，如益元散、清暑汤是也。湿邪干者，渗其湿而咳嗽自已，如二陈汤、桂苓术甘汤是也。燥邪干者，润其燥而咳嗽自已，如甘桔汤、麦冬饮之类是也。火邪干者，散其火、清其火而咳嗽自已，如导赤散、葛根芩连汤之类是也。

审是从内之心肺阳衰者，扶其阳而咳嗽自止，如姜桂茯半汤、温肺饮之类是也。审是脾胃阳衰者，舒其脾胃而咳嗽自止，如半夏生姜汤、香砂六君汤、甘草干姜汤之类是也。审是肝肾阳衰，水邪泛上者，温其肾而咳嗽自已，如真武汤、滋肾丸、潜阳丹加吴萸之类是也。

果见阴虚而致者，其人水少火多，饮食易消，精神、言语、声音必壮，心性多躁暴，肌肤多干粗，吐痰胶黏，喜清凉，脉必细数，恶辛辣热物，方是的候，如鸡子黄连汤、六味地黄之类，皆可服也。

尚有一等，久病无神，皮肉如火炙而无润泽，喜热恶冷，此尤属真气衰极，不能熏腾津液而灌溉肌肤，十有九死。

更有一等，阳虚阴盛已极，元阳将脱之咳嗽，气喘痰鸣，六脉浮空，或劲如石，唇青，爪甲黑，周身大热，自汗，乃脱绝危候，急宜大剂回阳饮治之，十中可救二三。余曾经验多人，但逢此候，务先在药单上批明，以免庸俗借姜、附为口舌。

余又得一奇法（五），一人病患咳嗽，发呕欲吐，头眩腹胀，小便不利，余意膀胱气机不降而返上，以五苓散倍桂，一剂便通，而诸症立失。由是观之，医贵明理，不可固执，真不谬矣。

查目下市习，于咳嗽一证，每每见痰化痰，见咳止咳，所用药品，无非杏仁、贝母、冬花、紫菀、百合、桑皮、化红、苏子、白芥、南星、薄荷、半夏，与夫参苏饮、苏陈九宝、滋阴六味，一味杂投，以为止咳化痰，每每酿成劳证，此岂药之咎哉？由其不知内外各有攸分，阴阳各有实据，药性各有专主，何其相沿不察，贻害无穷也，余故辨而正之。

眉批：

（一）客邪者，每年六步客气之邪也。

（二）辨证的。

（三）小注辨理确。

（四）小注辨得清。

（五）非法之奇，乃人之愚者多也，故又借一奇字以醒人眼目。

肺痿、肺痈

按：痈、痿二证痿症，咳吐浊沫或脓血，口臭，不渴，小便利；痈症，咳吐脓血，胸中隐隐作痛，将成时，坐卧不安，名异而源同同者，同在肺也，痿虚由肺阳不足，而津液失运而痈实由肺阴不足，而燥邪日生，蕴酿日久。痿宜温肺，《金匮》之甘草干姜汤是也姜性辛温，能宣肺中之寒，甘草能缓姜性之散，又能温中、补中，又足生气，故见功实速，余曾经验多人。痈宜开壅，《金匮》之皂荚丸是也皂荚功专开壅去垢，又得蜜、枣以安中，邪去而正气无伤，妙法也。余细推《金匮》治痿证，首列甘草干姜汤，明是辛甘化阳（一）之

11

法，必是肺冷无疑。再以"痿"字义考之，委者，谢也[二]，如花木之叶，萎败而无润泽，其源定属坎中真气不上熏蒸。若坎中既有真气上腾，肺何由而得萎也？而治痈以皂荚丸皂荚辛咸，枣、蜜味甘，明是甘咸养阴之法，必是肺热无疑。更以"痈"字义考之，痈者，壅也，壅者聚而不通，热伏不溃之象，其源定属水衰火旺。然痈之将成未成，其中尚有许多治法。果系胸中隐痛，脉数滑，口中辟辟燥，唾脓血，坐卧难安，此际乃痈的候，否则照常治嗽法投之。余意当以"肺阳不足而痿症生，肺阴不足而痈症起"[三]以定此二案，后学始有把握，庶不致错乱无据也。

眉批：

（一）辛甘化阳，甘咸养阴，学者功力深到，便识得此义玄妙，医中之能事毕矣。

（二）委，谢；痈，壅，晰义精确，一虚一实，判若列眉。

（三）阴阳案定，人有遵循。

胃病不食

按：不食一症[一]，有因外邪伏而不宣，逆于胃口者；有因饮食生冷，停滞胃口者；有因七情过度，损伤胃气者；有因阳虚者；有因阴虚者。

因外邪所致而不食者，定有发热、头疼、身痛，与乎恶寒、恶风、恶热，口苦、便赤、四肢酸痛等情。按定六气节令，六经提纲病情治之，外邪去而食自进矣。因饮食生冷而致不食者，定见饱闷吞酸，胸膈胀痛等情，照温中、行气、消导之法治之，生冷去而食自进矣。因七情过度而致不食者，审其所感，或忧思，或悲哀，或恐惧，或用心劳力，或抑郁，或房劳，按其所感所伤而调之，则饮食自进矣。因阳虚者，阳衰则阴盛阳虚二字，包括七情在内，论阳虚，是总其名也，阴主闭藏，故不食此等病人，必无外感饮食病情为准，法宜扶阳扶阳二字，须按定上、中、下部位，阳旺阴消，而食自进矣。因阴虚者，阴虚则火旺阴虚二字，有外感客邪随阳经而化为热邪伤血，按其所感经络治之。若系真阴虚极，则又非苦寒可用，火伏于中，其人烦热，口渴饮冷，甚有呃逆不休，咳嗽不已，反胃而食不下诸症，轻则人参白虎，重则大、小承气之类是泻其亢盛之火邪，以复阴血。若由真阳虚极，不能化生真阴，阴液已枯，其人定然少神，气短，肌肤全无润泽，若火炙然，亦常思油润凉物，病至此际，十少一生，苟欲挽回，只宜大甘大温以复阳，阳回则津液自生，即苦甘化阴，甘淡养阴，皆其次也。昧者不知此中消息，妄以苦寒大凉治之，鲜不速毙，果能投治无差，则阴长阳生，而食自进矣。

以上内外诸法俱备，学者务要仔细理会，不可因其不食，而即以消食、行气、破滞之品杂乱投之，病人莫不因受其害。

查近日市习，一见不食，便以平胃散加丑牛、槟榔、山楂、麦芽、香附、三棱、莪术之类投之。内外莫分，阴阳莫辨^(二)，诚可慨也。今特略陈大意，至于变化圆通，存乎其人，又安可执一说而谓尽括无遗？

眉批：

（一）饮食为人之大源，其所以能饮食之故，尤重在精气。

不食一症，所因最为繁多，无论内外各病皆能致之。此按扼定病机病情，指出治法，大具手眼，至活至妙。学者苟知精气为饮食之本，从精气上消息不食之故，便合钦安之法，而得不食之源，于治胃病乎何难！

（二）八字要紧。

脾病呕吐、泄泻

按：呕吐泄泻一证^{（一）}，有只呕吐而不泄泻者，有只泄泻而不呕吐者，有呕吐、泄泻并行者。呕吐而不泄泻者，邪乘于上也上指胃。泄泻而不呕吐者，邪乘于下也下指脾。呕吐与泄泻并行者，邪隔于中，上下俱病也^{（二）}中指脾胃交会处也。论外因，则有风、寒、暑、湿、燥、火，与夫痘、麻、斑疹发泄之异；论内因，则有饮食停滞、阳虚、阴虚之别。

余推究太阴一经，在三阳之底面，外邪初入，必不能致呕吐、泄泻，即有吐泻，定有失于表散，邪壅于阳明，则有干呕之条；邪伏于少阳，则有喜呕之例，不得即入于内，而致吐泻也。其所以致吐泻者，由其表邪未解，妄行攻下，引邪入内，邪陷于中，方能致此，治法仍宜升举其所陷之邪，如桂枝汤加葛根之法是也。亦有外邪未解，传经而至太阴者，邪至此地，不问何邪传至，但以本经为主，即在本经之标、本、中三气上求之。湿为太阴之本气，湿为阴邪，一切外邪至此，即从本气而化为病者居多；亦有不从本气，而从中化为病者亦多中指胃，胃与脾为表里也；亦有不从本、中所化，而从标化为病，标即太阴经也。太阴为阴经，邪从经为病，亦阴也。盖从本化者为湿邪，泄泻居多；从中化者为热邪，皮黄、便赤、呕吐者众；从标化者为阴邪，腹痛、不食屡生。如此而求，便得邪之所从、所化也。故前贤云"吐泻病，求太阴"，是叫人在太阴经之标、本、中三气上求之也。治之之法，湿、热、阴三字定之矣。从阴湿者，其人吐泻甚而肢冷、唇青，仲景之理中、吴茱萸汤之类是也。从热化者，其人即吐泻而思水饮，如仲景之五苓、四苓或黄连吴萸汤之类是也。

更有吐泻甚而兼腹痛剧者，前贤称为霍乱，称为发痧，学者不必多求，即在本经之标、本、中三法求之。亦间有卒闭而即四肢冷者，腹痛吐泻甚者，由其内本先虚，外邪卒入，闭其清道，邪正相攻，腹痛吐泻并作，法宜宣之、散之、开之、刺之、刮之等例，亦不可不知。

至于饮食停滞而致吐泻者，盖以饮食伤中也，其人多饱闷、吞酸、嗳臭，治以温中消食便了。

至于痘、麻，毒初出时，吐者居多，泄泻者少，诚以痘出于脏，从太阳而发泄于外。外者，皮肤肌肉之属也，肌肉属阳明，毒邪将出未出之候，从太阳鼓舞，尽壅于阳明，故呕吐者多要吐则毒气方能发泄得透，医者当迎其机而导之。考古方首用桂枝汤，初发热时也；次用升麻葛根汤，初现点时也，皆是顺其气机以发透为妙也。麻出于腑，感天行者多，当将出未出之际，治法初与痘同，但痘出透时，以养浆结疤，收回阳气为重；麻疹出透时，以清解毒尽为先。至于斑疹之邪，由外感不正之时气伏于肌肉之间，不能深入，当经气旺时，邪不能久藏，随气机而发泄于外若用苦寒遏郁其外泄之气机，其害最速，亦多发吐。学者于此数证，先告以服药后，吐亦无妨，切不可妄行温中、降逆、止呕之法，务要果真胃寒发吐，方可温中。

更有阳虚之人，俨若平常好人，却不能劳心、用力、多言，但劳神一刻，即有发呕发吐者，稍食猪肉，即大泻者，法只宜温中，或补命门相火。亦有阴虚之人，血液枯极，贲门不展，有干呕吐而食不得下者，更有朝食暮吐，食而即吐，种种情形，治法不必细分。

总之，呕吐与反胃、咳嗽、呃逆、吐血诸证，皆是一个"逆"字，拿定阴阳实据治之，发无不中。要知各经受寒闭塞，皆能致逆，逆则呕吐、泄泻必作。各经受热传变，皆能致逆，逆则呕吐、泄泻亦作，不可不知。

近阅市习，一见呕吐泄泻，多用藿香正气散、胃苓汤、柴苓、四神、肉蔻散等方，治非不善，总不若辨明阴阳之为当也。

眉批：

（一）此证钦安合三证而并论，吐本从阳，泻本从阴，一时吐泻并作，中宫失运，此三证也。吐从阳，宜温降，泻从阴，宜温升，吐泻并作，必兼头痛、发热、身疼，热多欲饮水者，五苓散主之，寒多不饮水者，理中丸主之。其证小便不利者多，若小便复利而大汗出，脉微者，四逆汤主之。此外，如内因外因，阳虚阴虚，钦安论法大备，学者留心参究，临证自有把握。

（二）知非氏曰：定吐泻为脾病，大有妙义，再细论其理。脾与胃为夫妻，同处中州，一脏一腑，合为一家，一阴一阳，共司转运之权，日奉君火之令而行，自能燮理阴阳，分清别浊，何得灾害并至？今令肠中溏泻，以干易湿，明明脾不行水，水不归经，并入肠中，水主润下，焉能久停，故大泻作。又令人吐，亦明明是水不运行，脾阴把持君火之令，火性炎上，令不行之水，冒出食管，故大吐作。皆由妻失运化，致令其夫不能正位，又安望其输精皮毛，润溉骨髓，柔及筋膜，将子女臣妾，悉受其害，加以日久浸淫，变证蜂起，若扰及君主，恐更有祸生不测者，噫！可畏也。昔贤云"吐泻病，求太阴"，允推卓见。但其中至理，不为发明，学者焉能了了，直捣中坚，抑或旁取、逆取，以出奇而制胜。钦安无奈何，又不能直吐心肺，只得多方指陈，旁引曲证，广立法门，亦犹王良之诡遇，以期璧奚幸而获禽，其心实良苦矣。知非从旁不念，直抒胸臆，为钦安畅言之。试问吐泻之证，本属肠胃，孰敢定为脾病乎？此有功医林之按，学者不宜轻视。

肝病筋挛

按：筋挛一证^(一)，有因霍乱吐泻而致者，有因误汗而致者，有因阳虚失血而致者，有阴虚而致者。

因霍乱吐泻而致者，由其吐泻太甚，伤及中宫，中宫之阴阳两亡，转输失职，不能运津液而交通上下，筋骨失养，故筋挛作。法宜安中，如仲景之吴茱萸汤、理中汤，皆可与也。

因误汗而致者，由其发汗太过，血液骤伤，火动于中，筋脉失养，故筋挛。法宜扶阴，如仲景之芍药甘草汤是也。

因阳虚失血而致者，由阳气衰弱，不能统血，血亡于外，气衰于内，熏蒸失宜，枯槁渐臻，筋脉失养，故筋挛。法宜大辛大甘以扶阳，如仲景之附子甘草汤、甘草干姜汤皆可服也。

阴虚而致者，由外邪入内，合阳经气化，成为火邪，火甚血伤，筋脉失养，故筋挛世云火症，便是阴虚的大眼目，无论何经何脏何腑，有火俱要养阴，但非真阴虚也。若真阴虚者，其人元气虚极，不能化生阴液，多系久病，方能致此，十中罕有一生。余故曰：真阴虚者少。法宜养阴清火，如仲景之鸡子黄连汤，与后贤之六味地黄汤、生地四物汤，皆可与也。

亦有忿怒、抑郁生热，热盛伤血，亦致筋挛，须按病情治之，必效。切勿惑于市习通套之用，如木瓜、秦艽、伸筋草、舒筋、灵仙、松节、地黄、乌药、羌活一派，不按阴阳病情，往往误事，不可不知也。

眉批：

（一）经曰：藏真散于肝，筋膜之气也。识得真元之气散于筋膜者为肝气，则知凡人病筋挛者，皆失真元所养而致。钦安指出四因，逐层阐发阴阳之理，指点使用仲景之方，皆调燮真元之法，无有不效，可谓神乎技矣。学者细心体会，洞澈源流，治筋挛自有把握。

肾病腰痛

按：腰痛一证，有阳虚者（一），有阴虚者，有外邪闭束者，有湿气闭滞者。

因阳虚而致者，或由其用心过度，亏损心阳；或由饮食伤中，损及脾阳；或由房劳过度，亏损肾阳。阳衰阴盛，百病丛生，不独腰疾，但腰之痛属在下部，究竟总是一个阳虚。然下焦之阳虚，下焦之阴寒自盛，阳微而运转力衰，腰痛立作，其人定见身重畏寒，精神困倦。法宜峻补坎阳，阳旺阴消，腰痛自已，如阳旦汤、术附、羌活附子汤之类。

阴虚而致者，由肾阳素旺也，旺甚即为客邪，火盛血伤，元阴日竭，则真阳无依，腰痛立作。其人必小便赤而咽干，多暴躁，阳物易挺，喜清凉。法宜养阴，阴长阳消，肾气自摄，腰痛自已，如滋肾丸、地黄汤、封髓丹倍黄柏加地骨皮之类。

因寒而致者，由外感寒邪，从太阳而入少阴太阳与少阴为表里，少阴为阴脏，外寒亦阴，入而附之，阴主收束，闭其肾中真阳运行之气机，故腰痛作。其人定见发热恶寒，或兼身痛，咽干不渴，时时欲寐。法宜温经散寒，寒散而腰痛自已。如麻黄附子细辛汤、附羌汤之类。

因湿滞而致者，其人素禀劳苦，久居湿地深坑，中气每多不足，易感外来之客邪，太阴与肾相连，湿邪不消，流入肾界，阻其运行之机，故腰痛。定见四肢沉重，常觉内冷，天阴雨更甚，腰重如有所系。法宜温经除湿，湿去而腰痛自已。如肾着汤、桂苓术甘汤加附子、细辛之类。

近来市习，一见腰痛，不究阴阳，不探虚实，便谓房劳过度，伤及肾阴，故所用药品，多以熟地、枣皮、杜仲、枸杞、巴戟、首乌、苁蓉、补骨脂、菟丝、龟胶一派，功专滋阴补水，人人所共信，殊不知肾为至阴之脏，先天之真阳寄焉，阴居其二，阳居其一，夫妇交媾，生男育女，《易》云"乾道成男禀父之阳精也，坤道成女禀母之阴精也"，由此观之，男子所亏者，肾中之阳，而非肾中之阴也。所谓阴虚者，指肾为阴脏而说，非专指肾中之水虚，实指肾中之阳虚也。若不辨明这点机关，但称阴虚，但知滋水，势必阴愈盛而阳愈微，湿愈增而寒愈闭，腰痛终无已时，治人实以害人，救世实以害世，此皆通套之弊，岂忍附和不言，实不得已耳。惟愿同道，抛去此项药品，按定阴阳虚实、外感内伤治之，庶不致遗害焉耳。更有可怪者，今之医家，专以首乌、熟地一派甘寒之品，为补水必用之药，何不将"天一生水"这句道理细心推究？试问：天一生水，专赖此一派甘寒之品乎？总之，宗旨不明，源头莫澈^{（二）}，仲景而下，罕能了了。

眉批：

（一）知非氏曰：医有恒言，阴虚火旺多伤于房劳，或损及脾胃，法当滋阴泻火。夫阴者何物？火者何物？损之伤之者又何物？治之必用一派滋阴补水之药，将滋之补之者又何物？人往往不能言。知非因之渭然叹矣！不禁愕然思，穆然望曰：人得天地之至精，日以熔炼谷味，取汁变化而生气血，其灵贯于百骸，为五脏六腑之本、十二经脉之原，统制群阴不敢作祟，俾人得安舒无恙者，此一物也。爰仿佛而拟其形容，观其会通曰，"阴者，鬼之灵也，火者，神之灵也"，知鬼神为水火，则知"阴虚火旺，滋阴补水"之说为不通，其法必不效，安能疗水火之疾病？钦安此按，发明阳衰阴盛后，又指出亏者，亏肾中之阳，肾虚是肾中之阳虚，阳即火而阴即鬼，借腰痛一证以传神，补出内外两法，剖明两腰致痛之由，良以太阳寒水、厥阴风木、少阴君相二火皆关于肾。知之真，故不觉言之亲切有味。六经之法，通治百病，顾可不亟讲乎？学者其玩索而有得焉可。

（二）能辨宗旨源头，方可谓曰知医。

头痛

按：头痛一证，有从外而入者，亦有从内而出者。

从外而入者，风、寒、暑、湿、燥、火六客之邪干之也。干于三阳，俱以表称；干于三阴，俱以里论^(一)此指六客，由外入内之谓，非指七情损伤，由内出外之谓。三阳者何？一曰太阳头痛，脉浮、项强、发热、恶寒、恶风是也。自汗恶风，主以桂枝汤；恶寒无汗，主以麻黄汤，是顺其本经之气机也。二曰阳明头痛，额前、眉棱、眼眶胀甚，脉长，恶热，主以葛根汤，是顺其本经之气机也。三曰少阳头痛，而两侧独甚，寒热往来，目眩口苦，主以小柴胡汤，是顺其本经之气机也。三阳之气机顺，邪不至入于内，而三阴即不病矣。若三阳之外邪不解^(二)，则必传于三阴。三阴者何^(三)？四曰太阴，外邪传至太阴，太阴主湿，邪从湿化，湿气上蒸，头痛而重，四肢酸疼而觉冷，腹满呕吐不食，主以理中汤，是温中除湿之意也。五曰少阴少阴乃水火交会之区，邪入少阴，若协火而化为热邪，热气上蒸头痛，而咽干便赤，少气懒言，肌肤燥熯，法宜养阴，主以鸡子黄连汤，是润燥救阴之意也；邪若协水而化为阴邪，头痛而脉微欲绝，身重而欲寐懒言，咽干而口不渴，主以麻黄附子细辛汤，是温经散寒、扶阳抑阴之意也。六曰厥阴，邪入厥阴，厥阴主风木，邪从风化为病，风主轻清，头痛而巅顶更甚诸阴之脉至颈而还，惟厥阴脉会顶巅，厥阴又属至阴之所，邪入此从阴化者亦多，顶痛多兼干呕吐涎，爪甲、唇口青色，肢冷腹痛，主以吴萸四逆汤，是回阳、降逆、祛阴之意也。邪在三阳^(四)，法宜升解，不使入内为要；邪在三阴，法宜温固，由内而释，不使伤表为先。

若内伤日久，七情过度，阳虚阴虚^{（五）}，亦能作头痛，但病形无外感可征，头眩昏晕十居其八，头痛十仅二三。因阳虚日久，不能镇纳浊阴，阴气上腾，有头痛如裂如劈，如泰山压顶，有欲绳索紧捆者，其人定见气喘、唇色青黑，渴饮滚汤，此属阳脱于上，乃系危候，法宜回阳收纳为要，如大剂白通、四逆之类，缓则不救。若误用发散，旦夕即亡。因阴虚而头痛者，乃火邪上冲，其人虽无外感可征，多心烦、咽干、便赤、饮冷，有觉火从脚底而上，火从两腰而上，火从脐下而上，上即头痛，无有定时，非若外感之终日无已时也，法宜扶阴，如六味、八味之类。此条尚有区分^{（六）}，病人自觉火自下而上时，其人安静，不喜冷饮，咽不干，便不赤，心不烦，唇色若青，则又是阴气上腾，法宜大辛大甘以守之复之，切不可妄用滋阴降火，一滋阴降火，则阴愈胜而阳愈消，脱证立作矣。

内外两法^{（七）}，各有攸归，前贤虽称"头为诸阳之首，清气所居，高巅惟风可到，治之专以祛风为主"，此语近是。余谓凡病头痛之人，每由内之正气不足^{（八）}，不能充周，外之一切风邪_{六客即是六风，风字宜活看}，内之一切阳虚、阴虚，俱能上逆而为病。外邪则按定六经提纲病情为准，内伤则按定喜、怒、悲、哀、忧、思、恐惧、阳虚、阴虚为要。他如诸书所载，有名雷头风者、头响者、头摇者、头重者、偏左偏右者、大头毒者、宿食头痛者，种种名目，亦不可不知。雷头与响声，气夹肝火而聚于上也_{火即是风，言其盛也}，雷头，主以清震汤；头响者，主以小柴胡加丹、栀。头摇者，风淫于内也，主以养血汤；头重者，湿气蒸于上也，主以祛风散湿汤。偏于左

22

者，血虚风动也，主以四物加风药；偏于右者，气虚而风袭之也，主以四君加风药_{左右二证}，余常以封髓丹加吴萸、安桂，屡治屡效。大头毒者，外感时行疠气壅于三阳也，主以普济消毒饮；宿食痛者，饥则安而饱则甚，由胃中浊气上蒸也，主以平胃散加消导药。以上等法，皆前贤所制，亦可择取，姑存之，以便参考。

查近市习，一见头痛，不按阴阳，专主祛风，所用无非川芎、白芷、荆芥、防风、蔓荆、藁本、羌活、天麻、辛夷、苍耳。夫此等药品，皆轻清之品，用以祛三阳表分之风，则效如桴鼓，用以治三阴上逆外越之证，则为害最烈，不可不知也。

眉批：

（一）此论六经头痛。

（二）三阳三阴为病，有界限，有次第，有传不传，传者病也，著眼。

（三）《素问》云：三阳为父，指太阳，二阳为卫，指阳明，一阳为纪，指少阳；三阴为母，指太阴，二阴为雌，指少阴，一阴为独使，指厥阴。此篇所论，是从六步流行之气机言之也。

（四）总结六经。

（五）推论头痛有阳虚阴虚危候。

（六）析阴阳于微芒。

（七）提顿开下，搜采无遗。

（八）名论不刊，医家上乘。

目病

按：目病一条，眼科有七十二种之别。名目愈多，学者无从下手。余为之括其要，统以外感、内伤两法判之，易于明白了然。

从外感者，多由染天行时气而作<small>时气二字，指六气也</small>。看是何邪干于何部^{（一）}，干于肺者，白睛受病；干于心者，两眦受病；干于肝者，黑珠受病；干于肾者，瞳子受病；干于脾胃者，上下眼皮受病。无论何邪由外入内，初起定见恶风畏寒，恶热头痛，红肿胀痛，羞明流泪，赤脉缕缕等情，或失于宣散，过于寒凉，久久不愈，便生翳障赤白等雾，皆是从外而生者也。治之之法，按定时令、部位，不外祛风、清热、升散等方而已。余欲按定六客，逐部以论病论方，未免太繁，外形已经说明，学者思之，而亦即得之矣。

从内伤而得者，则有七情之别。七情者，喜、怒、悲、哀、恐、惧而已。七情之扰，总属伤神^{（二）}，神者火也、阳也、气也。过于喜者损心阳，则心中之阴邪自盛，即为客邪，上乘而生赤翳障雾；过于怒者损肝阳，肝中之阴自盛，即为客邪，上乘而生青翳障雾；过于忧思者损脾阳，脾中之阴自盛，即为客邪，上乘而生黄翳障雾；过于恐惧者损肾阳，肾中之阴自盛，即为客邪，上乘而生黑翳障雾；过于悲哀者损肺阳，肺中之阴自盛，即为客邪，上乘而为白翳障雾。此数目疾，定无羞明、红肿痛甚、恶热喜冷，其人少气懒言，身重嗜卧，面色青白，脉或虚细、浮大中空，种种情形，皆是内伤虚损而生者也。亦有一发而即痛胀欲裂、目赤如榴者，由先天真气附肝而上，欲从目脱也，定见唇口黧黑，或气喘促，喜极热汤水，六脉或暴出如绳，或脉劲如石，或浮大而空，或釜沸者是也，法宜回阳收纳为要。伤于心者，可与补坎益离丹、桂枝龙牡汤；伤于肝者，可与乌梅丸；伤于脾者，可与建中、理中汤；伤于肾者，可与潜阳、真武、封髓等方；伤于肺者，可与姜桂汤、桂苓姜半汤；先天真气暴出者，可与回阳、白通汤。备载数方，略陈大意，添减分两，在人变通(三)。设或果有血虚阳亢为殃者，其人定有火邪可征，如六味地黄汤、丹栀四物汤，皆可选用。

近来市习，一见目痛，并不察究内外虚实，多用虫退、木贼、红花、菊花、决明、归尾、赤芍、荆芥、防风、薄荷、生地、夜明砂、夏枯草、冬桑叶、谷精草，与夫壮水明目丸、杞菊地黄丸、滋肾养肝丸。如此等方药，治外感风热血虚，每多立效；若七情损伤，由内出外之目病，鲜能获效。学者当细心体会，内外两法，切勿混淆，方可售世。

眉批：

（一）分配精确，如探骊得珠，已扼治目之要，何必他求？

（二）一语抵人千百。经云：得一之精以知死生。夫神、火、阳、气，一而已矣。

（三）法润机圆。

耳病肿痛

按：耳病肿痛一证(一)，有因肝胆风火而致者，有忿怒抑郁而致者，有肾阳虚而阴气上攻者，有肾水衰而火邪上攻者。

因肝胆风火而致者，由肝胆夹外受之风热，聚而不散，其人两耳红肿痛甚，时见寒热往来，口苦咽干者是也，法宜和解，小柴胡汤倍柴、芩加麦芽、香附治之。

因忿怒抑郁而致者，由忿怒伤肝，抑郁之气结而不散，其人两耳红肿，必见两胁胀痛，时多太息，法宜疏肝理气为主，如生地四物汤倍加柴胡、青皮、麦芽、香附之类。

因肾阳虚而致者，由肾阳日衰，不能镇纳僭上之阴气，其人两耳虽肿，皮色如常，即痛亦微，唇色必淡，人必少神，法宜扶阳祛阴，如封髓丹倍砂仁加安桂、吴萸，或潜阳丹加吴萸，或阳旦汤加香附、麦芽之类。

因肾水虚而邪火上攻者，其人两耳肿痛，腰必胀，口多渴，心多烦，阳物易挺，法宜滋阴降火，如六味地黄汤加龟板、五味、白芍，或滋肾丸倍知、柏之类。

更有一等，内伤日久，元阳久虚，而五脏六腑之元气已耗将尽，满身纯阴，先天一点真火种子暴浮于上，欲从两耳脱出，有现红肿痛极欲死者，有耳心痒极欲死者，有兼身痒欲死者。其人定见两尺洪大而空，或六脉大如绳而弦劲，唇舌或青或黑或黄或白，或芒刺满口，或舌苔燥极，总不思茶水，口必不渴，即渴喜极滚热饮，二便如常，甚者爪甲青黑，气喘促，或兼腹痛。此等病情，法宜大剂回阳，不可迟缓，缓则不救大凡现以上病情，不独耳疾当如是治，即周身关窍、百节地面或疮或痛，皆宜如是治法。如白通、四逆、回阳等方，急宜进服，以尽人事，勿谓之小疾耳。

近来市习，一见耳肿，不问虚实，不辨外内，即以人参败毒散加大力、连翘、蒲公英，外敷三黄散，与蓝靛脚汁之类，果系外感风热闭塞而成，立见奇功；若是内伤阴阳大虚，元气外越之候，则为害最烈。

更有耳鸣耳聋，辨认不外阴阳两法。但耳聋一证，老人居多，由肾阳久亏，真气不充于上故也，定不易治。若由外感时气，卒然闭塞清道者，时邪一去，渐渐能聪，不药可愈。更有痰火上升为鸣为聋，定有痰火情形可征，按痰火法治之必效。理本无穷，举其大纲，苟能细心研究，自然一见便识也。

眉批：

（一）耳之部，左右皆属少阳，一见耳病肿痛，用少阳方小柴胡汤治之，似无不效。钦安复指出多般耳证，治法各不相同，辨认均有凭据。如按中或言肝胆风火，或言忿怒抑郁，或言阳虚阴上，或言水虚火上，岂出六经之外而别具手眼乎？非也。耳本少阳之部，一定不移，而少阳之气机升降，则随所感而变见于耳部，其病情绝不相类，良以少阳之气根于至阴，识得至阴之气，发为少阳之气，随所感而变见，又必有阴阳变证之凭据可察。故治法虽多，或进而从阳，外因外治也，或退而从阴，外因内治也，总是治少阳耳病之一法。盖得仲景之根柢，从仲景不言之奥，充类至尽，神明变化而出，可谓善读古书者矣。学者读其书，通其意，临证审察，就其所已言而更穷其变，将必愈有通于其所未言者，而生出治法以活人病，快何如之！故钦安小注补出"不独耳病当如是治"云云，是又在学者之善读钦安书耳。

鼻流清涕

按：鼻流清涕一证[一]，有从外感而致者，有从内伤而致者。

从外感而致者，感受外来之客邪，客于肺经，闭其清道，肺气不得下降，清涕是出，其人定现发热、恶风、恶寒、头疼、身痛等情，法宜宣散，如桂枝汤、麻黄汤、葛根汤之类。

从内伤而得者，由心肺之阳不足，不能统摄津液，而清涕出市人称为肺寒，称为陈寒，由其不知阳衰而阴寒即生也；肾络通于肺，肾阳衰而阴寒内生，不能收束津液，而清涕亦出。其人定无外感足征，多困倦无神，或忿嚏不休，或畏寒，或两脚冷，法宜扶阳，如麻黄附子细辛汤、姜桂汤、阳旦汤之类。若久病之人，忽然清涕不止，又见壮热汗出，气喘唇青，脉劲浮空，乃亡阳欲脱之候，急宜回阳，缓则不救，然亦十中仅救一二。

查近来市习，一见鼻流清涕，不分内外，一味发散，多以参苏饮、人参败毒、九味羌活、辛夷散等方，外感则可，内伤则殆。

其中尚有鼻渊、鼻浊二证，俗云"髓之液"也。不知髓乃人身立命之物，岂可流出乎？然二证虽有渊渊者，流清涕，经年累月不止、浊浊者，其色如米泔，或如黄豆汁，经年累月不止之分，缘由素禀阳虚心肺之阳衰，而不收束津液故也，不能统摄津液，治之又一味宣散，正气愈耗而涕愈不休。清者肺寒之征肺阳不足也，浊者肺热之验但肺热者，必有热形可征，如无肺热可征，则是上焦化变之机失职，中宫之土气不上升于肺，肺气大衰，而化变失权，故黄涕作，治之须有分别。余治此二证，每以西砂一两，黄柏五钱，炙草四钱，安桂、吴萸各三钱治之，一二剂即止，甚者加姜、附二三钱，屡屡获效。即甘草干姜汤加桂尖、茯苓亦可。

又尚有鼻血一证，有由火旺而逼出，定有火形可征，如口渴饮冷、大小便不利之类，法宜清火攻下，如大小承气、犀角地黄汤、导赤散之类。有元阳久虚，不能镇纳僭上阴邪，阴血外越，亦鼻血不止 不仅鼻血一端，如吐血、齿缝血、耳血、毛孔血、便血等。其人定无火形可征，二便自利，唇色淡白，人困无神，法宜扶阳收纳，如潜阳、封髓、甘草干姜，或加安桂、吴萸之类。学者切切不可一味见病治病[二]，务要将内外病形，阴阳实据，熟悉胸中，方不致误人性命也。

眉批：

（一）知非氏曰：夫涕，本脏腑所生，皆阴类也。《经》曰"水宗者，积水也；积水者，至阴也；至阴者，肾之精也"，指涕泣而言。又曰"宗精之水所以不出者，是精持之也，辅之裹之，故水不行也"，指平人不流涕而言。又曰"涕泣者，脑也，脑者，阴也；髓者，骨之充也，故脑渗为涕；志者，骨之主也，是以水流而涕从之者，其行类也"，此指人之所以有涕而言。以外感论，客邪中其经，闭其清道，则阳气并于上而不降，阴气并于下而不升，阳并于上则火独光也，阴并于下则脚寒，脚寒则胀也。夫一水不胜五火，故鼻流清涕，盖气并于鼻冲风，涕下而不止。以内伤论，夫水之精为志，火之精为神，七情所感，神志纷弛，水火不济，阴精失守，久而津液无所统摄，故清涕亦出，此神之伤，志之夺也。钦安论治，洞达本原，明晰旁流，推及渊、浊二证，甚则流红，皆此物此志也。学者入理深造，譬之射勿失诸正鹄，医之正宗在此。

（二）医之本领，人之性命，端在于此，故于学者三致意焉。

鼻孔煽动

按：鼻孔煽动一证^(一)，有因外感风寒闭塞而致者，有因胃中积热而致者，有元气将绝而致者。

因外邪闭塞而致者，由外感风寒之邪，闭其肺经外出之气机，气机欲出而不得出，壅于肺窍，呼吸错乱，而鼻孔煽动，其人定见发热身疼，法宜宣散，如荆防败毒散、麻黄汤、定喘汤，皆可选用。

因积热上攻而致者，或由饮食停滞中脘，或由过食煎炒椒姜，胸中素有蓄热，热攻于肺，气机错乱，而鼻孔煽动，法宜清热，如大小承气、三物备急丸之类。

因元气欲绝而致者，其人元气久虚，或又大吐大泻，大热汗出，面白无神，奄奄欲绝，而见鼻孔煽动，法在不治，若欲救之，急宜回阳收纳，温固脾肾元气，十中可救一二。惟此条证候，小儿居多，大人却少，医者切切不可一味宣散，总要细细区分^(二)，辨明为准。

眉批：

（一）鼻孔而致煽动，其势亦云亟矣，虽因外感，用药深省，留神。

（二）分阴分阳，医之要者，故致叮咛。

唇口红肿

按：唇口红肿一症^(一)，有胃火旺极者，有元阳上浮者。

因胃火旺而致者，其人定见烦渴饮冷，恶热，或二便不利。或由积滞太重，抑郁生热；或过食醇醴辛辣，不尽属外邪而成。若兼外感，必有外感可征，夹外感者，可与麻杏石甘汤、升麻葛根汤；无外感者，可与人参白虎、凉膈散、大小承气之类；积滞者，可与平胃加莪术、丑牛、大黄之类。

若久病之人，元阳外越，气机上浮，其人定见满身纯阴实据。其中唇色，有红而含青、含黑、惨红、老红、嫩红等形。亦有兼见面如桃花，面色光泽夺目，人困无神，皆是脱绝危候，法在不治之例。若欲救之，急宜收纳为主，如潜阳、回阳、白通、《金匮》肾气等方，服一二剂，如红色光彩收回，可许重生，否则旦夕之间耳，切宜早推，勿治为上。

近来粗工，一见唇口红肿，不辨虚实，即以大黄、石膏等治之，实症立生，虚症立毙，不可不知也。其中尚有兼见流口水不止者，即在口气冷热处与病形处求之，便得阴阳之实据也。

眉批：

（一）知非氏曰："唇"字从"辰"从"口"，其气机从寸地而发至于辰，辰为春三月，于卦为夬，阳气上胜之象，唇口即其部位也。知其部属阳，其气喜升，不受阴寒凝滞，故见红肿之疾，甚则糜烂而痛，决非实证，钦安示人审兼证，通其变也。知非从而切其源，谓其独也。通其变，识其独，知其生，决其死，医之法亦基之矣。

齿牙肿痛

按：齿牙肿痛一证^{（一）}，诸书有十二经之分，其实在可从不可从之例，总之以有余不足为主。然有因风火抑郁而致者，有因胃中积热而致者，有真阳虚而阴气上攻者，有元阴虚而元阳为害者。

因风火抑郁而致者，先有发热、身疼可征，法宜宣散，如升阳散火汤、消风散、清胃散、麻杏石甘汤之类。

因积热上攻而致者，定多饱闷吞酸，口渴饮冷，面赤唇红，气粗蒸手，法宜去其积滞为主，如平胃散加大黄、石膏、丑牛、槟榔之类。

有真阳虚而阴气上攻者，其人齿牙虽痛，面色必青白无神，舌多青滑、黑润、黄润、白黄而润，津液满口，不思茶水，口中上下肉色多带青色而不红活，或白惨黄而无红色^{以上等情，不仅此症，一切阳虚病，多见此情}，法宜扶阳抑阴，如白通汤、姜桂饮、阳八味、潜阳丹之类。

因阴虚而火邪为病者，其人定多心烦饮冷、便赤等情，法宜养阴，如六味地黄汤、鸡子黄连汤、导赤散之类。

近来市习，一见牙肿齿疼，便以生地、细辛、防风、荆芥、石斛、知母、石膏、玄参、丹皮、狗地牙等治之，风火则可，阳虚则殆。

眉批：

（一）齿牙肿痛，本属小证，然有经年累月而不愈者。平时若不究明阴阳虚实，治之不能就痊，未免贻笑大方，学者勿因其小而失之。

口臭（附口苦、口酸、口辛、口甘、口淡、口糜）

按：口臭一证^{（一）}，有胃火旺极而致者，有阴盛而真精之气发泄者。

因胃火旺极而致者，其人必烦躁恶热，饮冷不休，或舌苔芒刺，干黄、干黑、干白等色，气粗汗出，声音响高，二便不利。法宜专清胃火，如人参白虎、大小承气、三黄石膏汤之类。

因精气发泄而致者，由其人五脏六腑元阳已耗将尽，满身纯阴，逼出先天一点精气，势已离根欲脱，法在不救，口虽极臭，无一毫火象可凭。舌色虽黄，定多滑润，间有干黄、干黑，无一分津液于上，而人并不思茶水，困倦无神，二便自利，其人安静，间有渴者，只是喜饮极热沸汤。以上等形，俱属纯阴，若凭口臭一端，而即谓之火，鲜不为害。余曾治过数人，虽见口臭，而却纯阴毕露，即以大剂白通、四逆、回阳等方治之，一二剂后，口臭全无，精神渐增，便可许其可愈。若二三剂后，并不见减，十中仅救得一二，仍宜此法重用多服，此是病重药轻，不胜其任也。昧者只图速效，服一二剂未见大效，便即更医，如此之情，举世皆然，岂真医药之不良哉？

查近市习，一见口臭，并不辨明阴阳，便以生地、二冬、知母、花粉、石膏、大黄之品投之，阳盛则生，阴盛则毙，不可不知也。其中尚有口苦者，心胆有热也。心热者，可与导赤散、黄连汤；胆有热者，可与小柴胡汤倍黄芩，或泻肝汤。口酸者，肝有热也，可与当归芦荟散、龙胆泻肝汤。口辛者，肺有热也，可与泻白散、清肺饮。口甘者，脾气发泄也，可与理中汤、六君子汤。口淡者，脾气不足也，可与归脾汤、参苓白术散。口糜者，满口生白疮，系胃火旺也，可与甘露饮、凉膈散。以上数证，皆宜知之，总在考究阴阳实据为要。余尝治阳虚阴盛之人，投以辛甘化阳二三剂，即有现口苦、口酸、口淡、口辛、口甘等味，又服二三剂，而此等病形即无$^{(二)}$。余仔细推究，皆缘真阳失职，远转力乖，兼之服药停积未去，今得辛甘化阳之品，运转复行，积滞即去，故口中一切气味出矣。昧者不识此理，见酸即治酸，见苦即治苦，鲜不增病，医理之微，不诚难哉？

眉批：

（一）知非氏曰：气之香熏者，清阳之气也，气之臭恶者，浊阴之气也。口臭缘浊阴之极盛，阳气之用不宣，多有涎垢浊腻，譬如暑天阴雨过甚，天阳被郁，凡物发霉起涎，其气臭恶，若得数日炎热，臭气顿失。人身遍体纯阴，所以真阳欲脱之候，往往现此症象，医识此理，便能治此证。钦安窥见其微，故按中反复征引言之，学者不可忽略看过。

（二）真阳变动，露出真面，辛甘助化，易危为安，药之为力不浅，然此等至理，少有见到者。

舌肿、舌痛、重舌、舌强、舌麻、舌木、舌缩

按：舌证虽有数端$^{(一)}$，不外阴阳两法。

如肿、痛与重者，气之有余也，气有余便是火，必有火形可征。如缩与强、麻、木者，气之不足也，气不足便是寒，定有阴寒情形可验。治肿、痛与重，不外清热一法，如黄连解毒汤、导赤散、大小承气、黄连泻心汤之类。治缩与麻、木、强，不外扶阳祛阴、化痰(二)降逆一法，如白通汤、姜桂饮、黄芪建中汤、麻黄附子细辛汤、半夏生姜汤之类。

近来市习，一见舌痛，皆云舌乃心之苗，皆火为病也，即以冰硼散吹之，黄连解毒服之，有余立瘳，不足则殆。

眉批：

（一）知非氏曰：舌之所以能言者，气机之贯注也，何必执定"舌乃心之苗"一语以治舌证？钦安不言之隐，知非饶舌点出，学者当亦豁然矣。

（二）化痰何以不用橘皮、南星、礞石？须知仲景六经方中无此品类，或者汉时尚未出此药耶？一噱。

喉蛾

按：喉蛾一证(一)，有少阴君火为病者，有肾气为病者，有胃中积热上攻而致者，有怒动肝火上攻而致者。

因少阴君火为病者，或由外夹风热，与君火协化；或本经素有火邪，发泄不畅，上刑于肺，少阴之脉夹咽喉，咽喉窄狭，火气太甚，欲发泄而不能，熏蒸于上，而生蛾子，其人定多心烦，小便短赤，口渴饮冷。若夹风热，多现发热、身疼、头痛，法当祛风清热，如导赤散加荆、防、银花之类。无风热而独君火旺为病者，轻则甘桔汤，重者黄连解毒汤之类。

因肾气不藏，上攻于喉而致者俗云阴虚火旺，不知肾气以潜藏为顺，上行为逆，实由君火太弱，不能镇纳群阴，非阴之虚，实阴之盛，世人错认。原由君火弱而不能制阴，阴气上僭，逆于咽喉而生蛾子，其人口内肉色必含青黑色，或惨黄淡白色，即或唇红甚，而口气温，痛亦不甚，人困无神，脉必浮空，法宜扶阳，如封髓丹、姜桂饮、白通、潜阳等方，皆可令服。

因积热上攻而致者，其人必过食厚味，或胃中素有伏热，上攻于肺，亦生蛾子，多烦渴饮冷，二便不利，口臭气粗，红肿痛甚，法宜去积热，如大小承气汤，或平胃散加丑牛、槟榔、大黄、三棱、莪术之类。

因怒动肝火，上攻于肺而生蛾子，其人两胁必痛，动辄躁烦，面青口苦，脉必弦洪，法宜清肝，如丹栀逍遥散，大青饮，小柴胡汤加丹、栀之类。总之，病情变化，非一二端能尽，其实万变万化，不越阴阳两法，若欲逐经、逐脏、逐腑论之，旨多反晦，诚不若少之为愈也。

近来市习，一见喉症，往往用吹喉散、冰硼散、开喉剑，一派寒凉之品，甚者刺之，阳证无妨，阴证有碍，认证贵明，须当仔细。

眉批：

（一）知非氏曰：喉至生蛾，其咽必肿痛而甚，有碍食饮，病家多惊恐其证。又因初起误治者多，在明医虽能剖晰阴阳虚实，按经用药，而缓不济急，病家恐慌，如外科所配八宝红灵丹，亦不妨暂用吹喉，以解燃眉，略宽其心。病人得此，心神稍定，然后按法投方，易于奏效，此知非所经试，亦济世之婆心也，学者留意。至于理法，喉属少阴，钦安究及所因，实为详明，何多求焉！

两手膀臂痛

按：膀臂痛一症，有因外感风寒，闭塞经络而作者；有因中气不足，内寒阻滞而作者。

因外感风寒而致者，其人定多畏寒恶风，或发热而兼头疼，法宜宣散，如桂枝汤、羌活附子汤、麻黄附子细辛汤之类。

因中气不足而致者，由中宫素虚，真气不能充周四体，寒邪痰湿，亦得以阻滞经络，而痛立作矣。其人定然面白少神，饮食减少，或逢晦明阴雨而更甚，丽照当空而觉轻。法宜温中行气为主，如建中汤倍桂、附，补中益气汤加羌、附，或理中汤加桂枝、香附。

余恒见中年老妇（一），每多两手膀痛而不能举，时常作苦，究其受病之由，多起于少年天癸至时，不知保养，洗衣浆裳，辄用冷水，以致寒凉伤及经络，因而天癸不行者亦多，即或体强而寒凉不能害，视为平常，不知人身真气，有盛即有衰，气未衰时，寒凉虽侵，不即为害，迨至中年老时，本身正气已衰，或兼受一点寒邪引动，而痛于斯作矣。余每以甘草干姜汤加鹿茸、桂尖、附子、葱、酒治之，多效。

近来市习，一见两手膀痛，每以五积散、流气饮，与夫羌活、荆、防、伸筋、舒筋草、苏木、灵仙、松节之类，亦多获效，总不若辨明外感内伤、阴阳虚实为要。

更有手指麻木一证，属脾气不能充周者多，外感者少，兼痰湿亦多，不外温中行气为主，如归脾汤加天麻、半夏，六君、四君加附、桂、香、砂，建中汤倍桂、附加香附、当归之类。

眉批：

（一）夫人少年作苦，恃勇力作，迨至中晚之岁，稍能逸豫，劳伤之疾徐发于内，痛苦立作，见于手膀脚腿者多，粗工不识，任治罔效，往往病人自能体会，何者？今之痛处，皆昔之劳力处也。钦安此按，识见绝高，深合《内经》比类从容之法，非功力精到者，未到臻此，又医之一大法也，学者不可不知。

心痛

按：心痛一证^{（一）}，有寒、热之别。他书有云：心为君主之官，其可痛乎？所云痛者，实心包也，此说近是。余谓心、肝、脾、肺、肾并六腑、周身经络、骨节、皮肤，有形之躯壳，皆后天体质，全赖先天无形之真气以养之真气二字，指真阴真阳也。真阴指母之精气，真阳指父之精气，二气浑为一气，周流上下四旁，主宰神明，即寓于中。真气不足，无论在于何部，便生疾病，何得有"心无痛证"之说？夫岂不见天之日月，尝有食乎？凡认心痛一证，必先判明界限方可。心居膈膜之上，下一寸即胃口，胃口离心不远，胃痛而云心痛亦多，不可不察。细思痛证一条，"痛"字总是一个"逆"字气顺则气流通，必无痛证；气逆则气血壅滞，不通故痛，无论逆在何处，皆能作痛，皆能伤心，其实非伤有形质之心，实伤无形中所具之真宰也，若执定有形质之心，是知其末也。心有心之界限，包络为心之外垣，邪犯心包，即是犯心章本，不必直云"邪不犯心"犯心二字，是犯心君居处气也。试问：犯心与犯包络，以何区分？诸书并未剀切指陈。余谓人活一口气，气盛则有余，为热邪不独能致心痛，气衰则为不足，为阴邪亦不独能致心痛之疾。热与阴上逆，皆能致心痛，当以寒热两字判之便了。若邪热上干而痛者，其人必面赤，心烦热，小便短赤，口渴饮冷，法宜养阴清火，如黄连木香汤、导赤散、当归散之类。若阴寒上干而痛者，其人多面青唇白，或舌青黑，喜热饮、揉按，二便自利，法宜扶阳祛阴为主，如甘草干姜汤，加行气药姜、桂、吴萸之类。亦有阴寒已极，上攻于心，鼻如煤烟，唇口黧黑，爪甲青黑，满身纯阴，法在不救，急以回阳诸方，大剂投之，十中可救一二。

近来市习，心胃莫分，一味行气破滞，并不察究阴阳，往往误事，一概委之天命，而人事之当尽，又不可废乎？

眉批：

（一）知非氏曰：此段至理，乃造化根柢，性命之旨圭，奈何泄之于医，世人不识，反多訾议。余观一部《内经》，轩岐君臣，皆是借天验人，以人合天，天人各道。仲景太守《伤寒》一书，太阳、太阴、少阳、少阴、阳明、厥阴，六经亦不过借天道之流行，暗合人身之度数，借病谈机而已。钦安直笔于兹，毋乃太过乎？虽然，医道埋没久矣！如此发挥，守先圣之道，以待后之学者，必存利济，亦不为罪，倘有能从此深造，治病动合机宜，立言彰阐至理，将不失为轩岐功臣，斯世和缓，幸甚全甚。

胃痛

按：胃痛一证，有饮食、寒、热、虚、实之别，切不可执定有形质之胃，当于胃中往来之气机上^{（一）}理会方可。

因饮食停滞于胃，胃中之气机不畅而致者，其人定见饱闷、吞酸、嗳臭，痛处手不可近，法宜消食行滞，如厚朴七物汤，平胃散加香附、麦芽之类。

因胃阳不足，复感外寒、生冷食物，中寒顿起而致者，其人必喜揉按，喜热饮，或口吐清水，面白唇青，法宜温中行气，如香砂六君汤，理中汤加官桂、砂仁、香附、木香之类。

因积湿生热，与肠胃素有伏热，过食厚味而生热，气郁不舒而生热所致者，其人定多烦躁、唇红气粗、大便坚实等情，法宜下夺清热为主，如调胃承气汤、大黄木香汤、四磨汤之类。

更有一等心胃腹痛，面赤如朱，欲重物压定稍安者，此是阴盛逼阳于外之候，法宜扶阳祛阴为急，切不可照常法治之。

近来市习，多以元胡、乳、没、二皮、术、棱、五香、枳壳、厚朴之味投之，果有积滞，主立奇功。若胃阳素亏，必增其害，不可不知也。

眉批：

（一）于气机上理会，上乘《妙法莲华经》也。夫人身内有胃，乃受饮食之具，譬如田地，任人播种，秀实凭天，倘遇灾侵，而有黄落之恐，田地肯任其咎乎？古人拟胃曰阳土，钦安论治胃病，当理会气机，皆一定不易之理法也。学者即不能入理深谈，按定内外阴阳之法，总不至谬治误人。

脐痛

按：脐痛一证，有阴阳之别。脐居阴阳交界之区，脐上属脾胃，脐下属肝肾。痛在脐上，着重脾胃，痛在脐下，着重肝肾。脐上下俱痛者，脾胃与肝肾病也此处又宜分别何经受病为要。

若脐上独痛，是脾胃之气有所滞也因寒、因热、因食、因抑郁又宜知。审是饱闷吞酸，便知饮食停而气滞也，急以消食行滞之品施之，如平胃散加香附、麦芽、枳壳之类治也。审是喜热饮，揉按而痛即减者，知是脾胃之阳不足，不能化其阴寒之邪也，法宜温中，如理中汤，香砂六君，甘草干姜汤加香附、安桂、丁香之类。审是不喜热饮摩按，得热而反剧者，知是脾胃有郁热而气滞也，即以开郁行滞之法治之，如厚朴七物汤加麦芽、炒栀、香附之类是也。亦有太阳之邪未解，误下而邪陷于脾，以致脐上痛者，其人必先有发热、恶心、头项强痛之候，因下后方见此痛者，便以桂枝大黄汤治之。

若脐下独痛，是厥阴之气不宣也，审是烦满囊缩，脐下病痛者，厥阴之阴寒太甚也，法宜回阳祛阴，如吴萸四逆汤、白通汤之类是也。审是厥阴热邪伏而不宣，又或上攻为喉痹，下攻便脓血，热深厥深，口臭气粗之类，法宜扶阴，如鸡子黄连汤之类(一)。

近来市习，一见脐痛，不按界限，一味调气行血，每以木香、小茴、当归、白芍、川芎、枳壳、沉香之类，故有效与不效，诚不若辨明上下阴阳，治之为当也。

眉批：

（一）知非氏曰：三阴之病，本从肚脐而分。然痛在脐上，有太阴、阳明之不同，一腑一脏之悬绝，故钦安以饱闷吞酸定阳明腑病，而用行消之法。若稍上又是太阳地面，有风寒之判，皆有痛证，且有气血之区别，学者平时若不详细讲究，临证必多疑似，处方不无模棱，断难万举万当。熟玩此按，悉心讨论，自得真诠。

疝证

按：疝证一条⁽一⁾，有云左为膀胱气，右为疝气，痛时睾丸上行入腹，或右丸上行而左丸不上行，或左丸上行而右丸不上行，或两丸并上行。他书有寒疝、水疝、筋疝、血疝、气疝、狐疝、阴疝、疝、心疝、肝疝之异，名目虽多，总无一定不易之理。余细推此病，究竟只在厥阴一经也⁽二⁾。虽形象病情不同，而睾丸与阴囊，其理断无可移者。余意睾丸与阴囊上缩，必是阴盛，睾丸与阴囊红肿，必是热增。治缩者，重在破阴以回阳，吴萸四逆加桂、砂、小茴，或乌梅丸倍阳药之类。治肿者，法宜破阳以扶阴，鸡子黄连与泻肝汤可施。须知肿缩二字，即盈虚之宗旨⁽三⁾，肝气有余便是火，即囊丸肿的实据。肝气不足便是寒，即囊丸缩的实据。

又可疑者，今人皆云两丸为外肾，何男子有而女子无乎，此理举世罕言明晰。余思天一生水，其卦为坎，二阴夹一阳，腰间两肾与背脊督脉似之，男女皆具，理实可从。若此二丸⁽四⁾，男有女无，非无一定之理，惜后贤窥之未及也。后天既以坎离立极，坎离即是乾坤，坎离已得一二之数，故复申之曰：天三生木，木有阴木阳木之别，阳木曰，为长男，二阴一阳，今之呼外肾者，即此也，故男子独具。阴木曰，为长女，二阳一阴，其缺在下，今之呼阴户者，此也。夫乾坤交媾^{（五）}，首生长男长女，后天以坎离代乾坤，而天三生木之旨，即在此处便见，而玉茎阴户，亦于此攸分，故仲景配此处属厥阴，取其至阴阴极也，玉茎之举，必须心火下照^{（六）}，又可见天三生木之机，此就其形体而言，其中之精义实微，未可尽泄，堪笑今人以外肾呼之，真是说梦话也。

查近来市习，一见疝证，便以小茴、荔枝核、橘核、安桂、附子、麝香之类，屡屡获效，究其所用，皆是温肝之品^{（七）}，取核者持核以入核之意，理实可从。至于囊丸红肿，此法断不可施，务在阴阳攸分处理会可也。

眉批：

（一）此按落落大方，深入浅出，不愧为医。

（二）一语成铁案，谁敢再翻异，余深服此老吏。

（三）醒豁透露。

（四）阐发至理，畅所欲言，然似断鳌立极，却是叫人何处住脚？余谓医道，须是知得一步，方许再进一步，终身门外，正不知几许人也。

（五）再接再厉，乃一读一击节，以高唱入云之笔，绘天地生发之机，斟酌饱满，尽态极妍，可谓写生妙手。

（六）发挥阴得阳而兴之理，尤见精微，然非学养功深，不能道其只字。

（七）结亦含蓄不尽，唐诗曰："欲穷千里目，更上一层楼。"如熊氏歌曰："要知返本还原法，须认吾身大药王。"

遗精

按：遗精一证，诸书分别有梦而遗，无梦而遗，用心过度而遗，见色而遗，闻女声而遗，无故自遗，种种分别，总无一定不易之法。余谓不必细分，统以心肾不交^{（一）}、神魂不藏为主。

夫人之立身，原以心肾为主，肾气上腾指坎气也，载水气以交于心，而心脏凉；心气下降，使君火以入肾，而肾脏温。神居二气之中，昼则从离，夜则从坎，神宰乎气，气统乎精，神施发泄之令，气动而精自不藏，若云"神令未施，而精自泄"，必无此理。又曰"魂者，神之使也"，人之遗精，每每五更近天明时者居多^{（二）}，此刻神已居在寅卯界内，寅卯属木，系藏魂之所，魂喜动而木喜发泄，木中有火，浊火易乱其神明，邪妄之念偶萌，精神自不能守住白昼不梦，但心邪思淫，阳物即举，精即离位，况在梦乎，故一发即泄，迅速难留因其目瞑心未清，肝火最烈，故发速，非若白昼神在离。总而言之，神不清而气虚好色者，十居其八此证少年最多，神魂不藏，是其本者。欲使封固，如三才封髓丹、桂枝龙骨牡蛎汤、白通汤，皆可服也。此三方者，皆是交济阴阳之功，但非一二剂可见大功，总要信心得专，多服十余剂，无不灵应。

近来通称龙、牡涩精，尚未窥透其中至妙，多以金樱、粟壳、枸杞、巴戟、莲须之类治之，每多不效，由其不知封固之有要也。

眉批：

（一）知非氏曰：此按心肾不交，是客，从俗情也；神魂不藏，是主，谈至理也。凡遇遗精之人，以"心肾不交"或"由于湿热"极不通之语告之，无不首肯。语以欲炽所致，即弗贴然，又必从而多方文致。故钦安姑存其说，以作陪衬，留病人地步，学者不可不知。

（二）得时而旺，虚灵显应，浊火一入，丧却他家至重珍，深为可惜。《阴符经》云："沉木入火，自取灭亡。"盖言木得火而焚也。此段至理，说得如吴钩出匣，寒光逼人。病者若见此书，熟读百回，可当百帖清凉饮，定占勿药有喜。

卷二

大便不利

按：大便不利一证^(一)，有阳虚、阴虚、阳明胃实、肺移燥热之别。

因阳虚者，由下焦火衰，不能化下焦之阴，阴主静而不动，真气不能施其运行之力，故大便不利。其人定见无神，面目唇口青黑色，满口津液，不思茶水。虽十余日不便，而并无腹胀、烦躁不安等情，即有渴者，定喜热汤，冷物全然不受，他书称为"阴结寒闭"者，即此也。法宜扶阳，如回阳饮加安桂、砂仁，白通汤，附子甘草汤之类。

因阴虚者，由火旺伤血，血液枯槁，肠中之糟粕，干涩不行，如船舟之无水而停滞不动也。其人定多烦躁，声音响亮，渴欲饮冷，吐痰干黄，脉或洪大细数，他书称为"热结阳秘"者，即此也。法宜养血清热，如润燥汤，麻仁丸，养血汤加麦芽、香附、蜂蜜之类。

因阳明胃实者，由外邪入胃，从胃热而化为热邪，热甚则胃中津液立亡，故不利，其人定见恶热，口臭，身轻，气粗饮冷，与夫狂妄谵语，痞、满、实、燥、坚等情。法宜急下以存阴，如大、小承气汤之类。

因肺移燥者，由燥邪乘肺，肺与大肠为表里，表分受邪，渐及里分，其势自然，其人定多烦渴，皮肤不泽，大便胀甚，欲下不下。法宜清燥为主，如甘桔二冬汤、益元散之类。

以上治法，不拘男女老幼，皆宜如此，故曰"有是病宜是药"，切勿惑于老、幼，附子、大黄之说也。

近来市习，一见大便不利，多用大黄与滋阴润肠之香油、蜂蜜、麻仁、郁李、归、芍之类，并不问及阴阳，受害实多，而人不察，良可悲也。

眉批：

（一）知非氏曰：细推大肠主糟粕，原自胃中传入，其势颇顺。《经》曰"胃实则肠虚，肠实则胃虚"，指糟粕出入而言，其所以运化糟粕，则在元气，元气出入升降，运化精微。今病人大便不利，仍是气机不利，总贵在病机病情上求之。学者须要先明理法，然后临证审察的确，或回阳，或清热，或急下，方有胆量把握，不然误下误清，虽不遭谤，倘用回阳，岂不惑己惑人？钦安指点亲切，当细心讲究，亦不可恃有此按，不揣病源，致临机而仍蹈徒法不能以自行之弊也。

小便不利

按：小便不利一证^{（一）}，有阳虚、阴虚、心移热于小肠，与太阳腑证中之蓄尿、蓄热、蓄血、癃闭诸证。

因阳虚而致者，由下焦阳微，阴寒阻截膀胱之路，阳微无力，不能化之，故小便不利。其人定无力无神，两尺必浮空或极劲，口并不渴，即有渴者，必喜热汤。法宜扶下焦之阳，如桂苓术甘汤倍桂加白蔻、砂仁，或桂枣丸加胡椒、丁香之类。

因阴虚而致者，由下焦血液不足，邪热遂生须知焦思则生心火，忿怒生肝火，思淫动相火，火动于中，不独此疾，皆是由一念而生，其旨甚微，切不可概谓由外而生，热结于尿隧，闭其水道流行之机，故不利。其人多烦躁，口渴饮冷，小便或能滴几点，或短赤而热痛，法宜扶下焦之阴，如四苓滑石阿胶汤、益元散之类。

因心移热而致者，由心火太旺，或焦思太过，而生心火。心与小肠为表里，心热甚而小肠受之，热伏小肠，伤及血液，流行失职，而小便遂不利也。其人病情多与阴虚证同，法宜清心，如黄连解毒汤加滑石、木通，或导赤散倍生地之类。

至于太阳腑证中之蓄尿、蓄热、蓄血、癃闭等证，已详《医理真传》，兹不具载。

近来市习，一见小便不利，便以木通、车前、滑石、黄连等治之，阳实易瘳，阳虚则殆，不可不知也。

眉批：

（一）知非氏曰：前证言胃传糟粕于二肠，得元气运化而出，膀胱主溺，与二肠无涉。知非细推其原，在胃阳明为海，生精生血，化气行水之宗。且脾为胃行津液，脾能行水，由水道达于膀胱，膀胱有下口而无上口，须气化渗泌而出。今病人小便不利，明是二土失职，中宫少运。《经》曰"阳明主阖"，又曰"脾胃同处中州"，又可见脾不为胃行津液，故水道不利。如此溯本究源，阳虚、阴虚、一切移热、蓄热、蓄尿、蓄血、癃闭诸证，有由来矣。再观仲景五苓散方中，用桂枝、白术通阳和脾，义极精微，大具神通手眼。钦安按中执定阴阳实据，加以温中行气治之，必无不效也。

淋证

按：淋证一条^{（一）}，诸书载有劳淋、砂淋、血淋、气淋、石淋之别，是因病情而立名者也。余欲求一定之要，诸书俱未明晰，再三追索，统以阳不化阴，抑郁生热为主。

大凡病淋之人，少年居多。由其世欲已开，专思淫邪，或目之所见，耳之所听，心之所思，皆能摇动阴精，邪念一萌，精即离位，遂不复还，停滞精道，不能发泄，久久抑郁生热，熬干阴精，结成砂石，种种病形。当小便便时，气机下降，败精之结于经隧者，皆欲下趋。然尿窍与精窍，相隔一纸，精窍与尿窍异位同源_{同从玉茎而出}，尿窍易开，精窍不易启。不知好色之人，元阳日耗，封锁不固，当君火下照，尿窍已开，精窍亦启，尿欲速出，而精窍又开，两窍相启，彼此牵强，欲行不行，而痛故愈甚也。此二窍原不并开，此证全是并开之故，两相欲下，停精之结与未结、化与未化者，皆欲下趋也。

精停而结者，有砂、石之形，郁热熬而成之也。好色过度，精未化者，血淋之源也。治砂、石贵以清热为先，而化气之品，亦不可少。治血淋须以扶阳为重，交通上下，而固元尤当知。此病皆由自取，当其痛如刀割，虽云可怜，未始非好色之果报也。古方每以八正、五淋散，功专清热，亦多获效。余意此证当于清热利水中，兼以化精化气之品，鼓其元阳，俾二窍不同时并开为主。余治此证，尝以滋肾丸倍桂，多效；又尝以白通汤，专交心肾，亦多效；又尝以大剂回阳饮加细辛、吴萸、安桂，多效。是取其下焦有阳，而开阖有节，不至两相并启也。但服回阳等方，初次小便虽痛甚，而尿来觉快者，气机将畅，而病当解也。此道最微，理实无穷，学者须当细心求之，勿执余法为一定^(二)，恐未必尽善，而辨认总以阴阳两字，有神无神，两尺浮大，有力无力为准。

眉批：

（一）知非氏曰：淋之一证，责在精道。余尝询之少年之人，其精中往往有子，早已廉得其情，百不失一，委是纵欲所致。譬如月缺难圆，金针暗失，人生不免，殊为恨事。迨至病成痛作，尤征过纵，谓曰自取果报，大失也，其何说之辞？治法扶阳抑阴，如其人神不大衰，加清上焦之邪火，佐以行气，并嘱其清心节欲，自无不愈也。钦安抉破其情，论辨精详，自是方家举止，且为脑后痛下针砭，唤醒梦梦，以规戒为治法，的是妙人，却与知非同为快人也。

（二）虚心人语，又是婆心人语。

膝肿痛

按：膝肿痛一证^(一)，有由外感寒湿之邪闭塞关节者，有阳虚者，有阴虚者。

因外感寒湿而致者，或贪凉而足履冷水，或偶受寒邪而经络闭塞，渐至两膝肿痛_{诸书有历节风、鹤膝风之说}。由其寒湿之邪，从外而入，闭其运行之机，膝处多空虚之地，最易藏邪，气道壅滞，水湿渐臻，抑郁生热，而成膝肿痛之疾，法宜发汗行水为主，如小青龙汤，或麻黄汤加茯苓、泽泻之类。

因阳虚者，由其素秉不足，阴邪寒湿丛生，流入下焦关节屈伸之处；或胃阳不足，过于饮酒，酒湿之邪，流入关节，阻滞不行，而膝肿痛。但其证多皮色如常，漫肿微痛，实属阳微不能化阴，法宜温固脾肾之阳，如回阳饮加桂、苓、益智、故纸、茴香、砂仁之类，多服自愈，切不可性急而信心不坚。

因阴虚者，由其素秉阳旺，过食醇酒厚味，湿热毒邪流入下焦关节处，运行不畅，遏郁而红肿便生，法宜养阴清热，兼理气除湿为主，如黄连阿胶汤加苓、术，补血汤加秦艽、羌活、桑根、香附、麦芽之类。

此数法不过明其阴阳大致，究竟认证，全在活法，神而明之。

眉批：

（一）知非氏曰：细玩易象，震仰盂，二阴上，一阳下，孔子取为足能走。夫阳动阴静，动而在下者，足也。震，动也，气之动于下者也。今膝肿痛，或脚气注痛，必不便于行，而阳先病矣。所以然者，不外内外二因，医先识此，知寒邪中于下，则动于下之气机不利，而有肿痛流注之证，乃于逐邪之中，审其阳气之衰盛，而多方照顾，预培其生机，毋使邪气克正，致势滔天，不可向迩，矧可扑灭。滔天者，犯心之谓也，阳微不能化阴之谓也。钦安谆谆于温固回阳，兼补发汗、行水、除湿、散结诸法者，通其源，正市习之论者，节其流。学者洞晰源流，治膝肿之证无余蕴，寿世活人，大为快事。

脚气

按：脚气一证，有由下而上冲作痛者，有只在下作痛者，有大病后，至午后脚底即发热作肿作痛，皮色如常，至天明即愈者，有天阴甚而痛反剧者。以上数证，悉属阳虚不能镇纳阴邪，阴气上腾，乃为大逆，犯心能令人死，法宜回阳收纳为要，如回阳饮加砂仁、故纸、益智、碎补，与白通汤之类。若只在下而作肿痛，夹湿亦多，加除湿必效。如或红肿痛甚，心烦口渴，小便短赤，乃湿热结聚下焦也，法宜除湿，湿去而热自消，如五苓散、鸡鸣散之类。更有红肿痛极欲死，气喘唇青，小便清长者，乃是元气发外，从脚而脱也，法宜大剂回阳为要，切不可按寻常脚证治之。

近来市习，一见脚肿脚气发腾，不察虚实，每以苍术、苡仁、秦艽、防己、木瓜、茯苓、桂枝、松节等药治之，湿邪易瘳，阳虚则殆。

喘证

按：喘促一证[一]，有外感风寒而致者，有太阳证误下而致者，有胃火上攻而致者，有湿痰水饮闭塞而致者，有元气欲脱而致者。

因风寒而致者，由风寒之邪闭塞肺气，肺气发泄不畅，上壅而喘，必有发热、头痛、身疼一段为据<small>如发热而无头痛身疼，或见口唇青、脉劲之喘，必是元气外越，不得即以外感风寒闭塞目之，辨认留意切不可少</small>，法宜宣散，如麻黄汤、定喘汤、小青龙汤之类。

因太阳误下而致，由太阳之邪未解，既以壅塞，发泄不畅，仍宜大启其腠理，俾邪早出。医者不明其理，见其大烧，以为火旺，妄行攻下，客邪下陷，愈不得出，壅于胸膈，呼吸错乱，而喘证立生。法宜仍举其所陷之邪，如桂枝汤去芍药倍桂，或重加干葛以举之类，俾欲出者，仍从外出，以解透为妙也。

因胃火上攻而致者，由胃中素有伏热或与外来之热邪相协，或胃中有停滞生热，热甚则邪火上攻，热逼于肺，气无所主，呼吸错乱，而喘证立生，必有大渴饮冷、口臭气粗、二便不利等情。法宜攻下，如大、小承气汤，白虎汤之类。

因痰湿水饮而致者，由太阳之气化偶乖，中宫之转输失职，水湿停滞不行，久久中气日衰，痰水日盛，渐渐上干清道，壅塞太甚，呼吸错乱，而喘证立生。其人定见食少痰多，清水上涌，喉中不利。法宜温中除湿，如桂苓术甘汤，理中汤加砂、半、茯苓之类。

因元阳将脱而喘者，由其人阳衰阴盛已极，逼阳于外，阳气不得下趋潜藏，阴阳两不相接，呼吸错乱，而喘促立生，必现面白唇青，口舌鳖黑，人无生气，全是一团纯阴，此刻有大烧汗出之可畏，法宜回阳收纳，如吴萸四逆汤加丁香、胡椒、砂仁之类，尚可十中救一二。

凡治喘证，切不可孟浪，先将阴阳情形审明，然后施治，切不可一味治喘，妄以苏子降气汤、麻黄定喘汤投之，风寒可施，内伤则殆。

眉批：

（一）知非氏曰：孟子云"今夫蹶者趋者，是气也"，又曰"夫志，气之帅也"，又曰"持其志，勿暴其气"，此理可通乎治喘。彼趋与蹶，皆令人气喘，以其升降纡徐之机，为作劳所迫促，然一经静镇而即平。今气之喘不由作劳，而亦迫促不舒，且非静而能镇，是孰使之然哉？诚有如钦安所论五因，各因皆有辨认阴阳虚实之凭据，可谓详矣。惟元阳将脱之喘，用回阳收纳之法，未免骇人，殊不知志为气帅，持其志，勿暴其气，正合用姜附之机宜，神机化灭，升降将息，火用不宣，水体不动，惟有用姜附以养帅，帅如能振，气即随之，而号令庶几中兴可冀，此炼石补天之技，出人头地之医，学者视姜附为热药，斯得之矣。迨至病人烧退身安，姜附又能退热，夫热属火，姜附退热而泻火，学者视姜附为凉药，则更妙矣。呵呵！

汗证

按：汗证一条^(一)，有阳虚者，有阴虚者，有太阳风伤卫者，有阳明热盛者。

因阳虚者，由其人素秉阳虚，或用心过度而损心阳，心阳衰不能统摄心中之液而汗出；或脾胃阳衰，不能收摄脾胃中之血液而汗出；或肝肾阳衰，不能收束肝肾中血液而汗出。上、中、下三部阳衰，皆能出汗，统以阳虚名之。其人定多嗜卧，少气懒言为准，法宜扶阳，阳旺始能镇纳群阴，阴气始得下降，阳气始能潜藏，乃不外亡。法宜回阳、收纳、温固为要，如封髓丹、潜阳丹、黄芪建中汤、回阳饮之类。

因阴虚者，则为盗汗。由其人血液久亏，不能收藏元气，元气无依而外越，血液亦与俱出。多在夜分，夜分乃元气下藏之时，而无阴以恋之，故汗出也。非自汗出，实气浮之征也。法宜养血，如当归六黄汤、封髓丹倍黄柏加地骨皮之类。

更有一等阴盛隔阳于外之证，夜间亦汗出，此为阳欲下交而不得下交，阳浮于外故汗出。法宜扶阳，阳旺而阴不敢与争，阳气始得下交，如白通汤、补坎益离丹之类。务要知得阴虚、阴盛之旨，阴虚则火旺，其人定然有神，烦渴饮冷为据；阴盛则阳衰，其人定然无神，少气懒言，不渴不饮，即渴喜滚为据。

因风伤太阳卫分者，由太阳之气分不足，不能充周于腠理，毛窍空疏，风入于内。风为阳邪，善行而动，卫外血液，不得潜藏，随发热之气机而外出，故自汗淋漓。法宜扶太阳之气，太阳气旺，始能胜邪，仲景之桂枝汤是也。

因阳明火旺而致者，由胃中有火，热蒸于外，大汗如雨，非若久病大汗亡阳之证。此则其人大渴饮冷，二便闭塞，烦躁，身轻，气粗口臭。法宜专清胃热，如人参白虎，大、小承气汤之类是也。

更有一等汗证，如战汗、狂汗、黄汗、热汗、冷汗、上身汗、下身汗、头汗、饮酒食肉汗出之例，亦不可不知。夫曰战汗者，由正气鼓动，与外入之邪气相攻，客邪外越，骤然战栗不已，汗大出，汗止而战栗自然不作，病即立瘳，瘟疫证中有此一症。又曰狂汗者，由外邪入内，随热而化，热乘于心，神识不明，当正邪相攻，客邪突出，心神不定，其人如狂，大汗如注，邪尽汗止，而病可立瘳。又曰黄汗者，汗出沾衣，而衣皆黄也，由脾液发泄不藏，法宜收纳脾胃之元气，如姜、砂、草，理中汤之类。又曰热汗者，阳分之症；冷汗者，阴分之验。上身独汗者，阳竭于上也；下身独汗者，阴脱于下也。上、下二证，是为久病虚极者言也，总以收纳为要。若病未大虚，而上身汗者，责在气分有热；下身汗者，责在血分有火，不可拘执，务在这阴阳互根处理会。至于头汗出，至颈而还，有风淫于上，有湿热蒸于上，有蓄血生热而蒸于上，须当变通。若是饮酒食肉而即汗出者^(二)，多由其人素缘胃热，一遇饮酒食肉，胃气即动，热气沸腾，熏蒸于上，而汗出于外，不药无伤，此有余之候，非不足可比。

尚有一等绝证，汗出如珠、如油、如雨种种不治之症。余曾经验，急以仲景回阳饮救之，十中每痊四五。当此时也，病家亦委之命而莫救也，医家亦委之于绝而莫救也，虽曰天命，又何妨力尽人事哉！但欲开方，务在单上批写明白，告诫病家，设或追之不及，不得归咎于医药，以免后人借为口实。

目下，世人畏附子、干姜^(三)不啻砒毒，即有当服附子，而亦不肯服者，不胜屈指矣。嗟乎！阴阳不明，医门坏极，喜清凉而恶辛温，无怪乎阴盛阳衰矣。

近来市习，一见汗出，多以麻黄根、冬桑叶、浮麦、参、芪之类治之，不在阴阳互根处理会，每多不效。

眉批：

（一）知非氏曰：汗者，涣也。《易》曰"涣汗其大号"，气机之外出者然也，然有病有不病焉。阴阳本是一个，动为阳，静为阴，外为阳，内为阴，出则俱出，入则俱入，相随不离，故曰互根。又曰："一而二，二而一。"性兼寒热，热则动，寒则凝，机缄本乎自然。故夏则多汗，冬则无汗，劳者多汗，逸者无汗，此不病之常也。病则无冬无夏，无劳无逸，皆有外越之机，身体必见不安之状，或因阳虚，或因阴虚，或太阳中风，或阳明热越，少阴、少阳、厥阴、太阴无不汗出。钦安论治，丝丝入扣，学者详玩熟记，临证处方，万举万当，何多求焉。

（二）此等之人，汗不是病，乃精不深藏，神不内敛，气易外越，夏固如此，冬亦皆然，主潦倒一生，此又相法之可通于医者。

（三）世人畏姜、附，庸医误之也，医生畏姜、附，火字误之也。

健忘

按：健忘一证，固有阳虚阴虚之别，然亦不必拘分，统以精神不足为主^{（一）}。凡人禀二气以生，二气即阳精阴精也，二气浑为一气，神居二气之中，为气之宰，故曰精气神。二气贯于周身，神亦遍于周身，精气足，则神自聪明，故无所不知不晓，精气衰则神昏，故时明时昧，犹若残灯之火，欲明不明，不能照物。此病老年居多，少年却少，即有如斯之少年，其所伤损不异乎老人也。此病法宜交通阴阳为主，再加以调养胎息之功，摄心于宥密之地，久久行之，亦可复明。如将竭之灯，而更添其膏也。方用白通汤久服，或桂枝龙骨牡蛎汤、三才封髓丹、潜阳等汤，缓缓服至五六十剂，自然如常。切勿专以天王补心、宁神、定志诸方，与参、枣、茯神、远志、朱砂一派可也。

眉批：

（一）知非氏曰：邵子诗云"耳目聪明男子身，鸿钧赋予不为贫"，病至健忘，赋畀之衰危矣。钦安定以精神不足，透出神昏之所以然，理明法立，非浅见寡闻所能窥测，苟能按方用药，可疗此疾，又何必深究？所以，此一段乃性灵文字，不在医例，亦不得作医书观。夫神与气精，是三品上药，独神是火，为先天之元阳，不但统制气精，而气精皆神所生，故此火宜温不宜凉，宜养不宜折，病人但能存此火，尚可施治，此火一灭，精气绝而其人死矣，岂但健忘一证，即一部《医法圆通》之死证，皆此火之衰绝耳。凡医因何而不敢放胆用姜、附以活人耶？全龙点睛，正在此处。学者着眼至摄心宥密，乃培养此火种之法，钦安之医之心之学，亦于是乎在。

惊悸

按：惊悸一证^{（一）}，名异而源同，同在心经也。惊由神气之衰，不能镇静；悸由水气之扰，阴邪为殃。二证大有攸分，不得视为一例。余意当以心惊为一证，心悸为一证，临证庶不至混淆，立法治之，方不错乱。

夫曰惊者，触物而心即惶惶无措，偶闻震响而即恐惧无依，此皆由正气衰极，神无所主。法宜扶阳，交通水火为主，如白通汤、补坎益离丹之类，多服自愈。悸者，心下有水气也，心为火地，得阴水以扰之，故心不安。水停心下，时时荡漾，故如有物忡也。法宜行水为主，如桂苓术甘汤、泽泻散之类。若悸甚而心下痛甚，时闻水声，又当以十枣汤决堤行水，不可因循姑息，以酿寇仇也。

近来市习，一见惊悸，并不区分，概以安魂定魄为主，一味以龙骨、朱砂、茯神、远志、枣仁、参、归治之。治惊之法，尽于斯矣。

眉批：

（一）知非氏曰：《经》曰"阳气者，欲如运枢，起居如惊，神气乃浮"，钦安分惊为一证，以为正气衰微，神无所主，法宜扶阳，与《内经》吻合，自是方家举止。分悸为一证，指为心下有水气，亦合仲景之法。凡医皆能如此认证，言言有物，谓有不愈之病，吾不信也。

不卧

按：不卧一证^{（一）}，有因外邪扰乱正气而致者，有因内伤日久，心肾不交而致者，有因卒然大吐大泻而致者，有因事势逼迫，忧思过度而致者。

因外感而致者，由邪从外入，或在皮肤，或在肌肉，或在经输，或在血脉，或在脏腑，正气受伤，心君不安，故不得卧。必须去其外邪，正复神安，始能得卧。医者当审定邪之所在，如汗出不透者透之，热郁不泄者泄之，气化不得化者化之，枢机失运者运之，可吐者吐之，可下者下之，可温者温之，可凉者凉之，按定浅深病情提纲，自然中肯。

因内伤而致者，由素秉阳衰。有因肾阳衰而不能启真水上升以交于心，心气即不得下降，故不卧。有因心血衰不能降心火以下交于肾，肾水即不得上升，亦不得卧。其人定见萎靡不振，气短神衰，时多烦躁。法宜交通上下为主，如白通汤、补坎益离丹之类。

因吐泻而致者，由其吐泻伤及中宫之阳，中宫阳衰，不能运津液而交通上下。法宜温中，如吴萸四逆汤、理中汤之类。

因忧思而致者，由过于忧思，心君浮躁不宁，元神不得下趋以交于阴，故不得卧。此非药力可医，必得事事如意，神气安舒，自然能卧。若欲治之，亦只解郁而已，如归脾汤、越鞠丸之类。

近来市习，一见不卧，便谓非安魂定魄不可，不知外感内伤，皆能令人不卧，不可不辨也。

眉批：

（一）知非氏曰：不卧一证属少阴，于何征之？仲景《伤寒论》曰：少阴之为病，脉微细，但欲寐也。但欲寐者，但想卧而不得卧，即不卧之深文，故属少阴。学者凡遇不卧之证，拿定提纲，再审所因，罔不中肯，此扼要之法也。

痢证

按：痢证一条^{（一）}，舒驰远先生分为四纲，曰秋燥、曰时毒、曰滑脱、曰虚寒，甚为恰切。余谓此四法中，燥症十居其八，时毒十居二三，滑脱与虚寒十居四五，但辨察之间，不可无法。

燥症之痢，里急后重，日虽数十次，精神不衰，喜饮清凉。法宜清润，如甘桔二冬汤是也。

时毒之痢，里急后重，多见发热身疼，一乡一邑，病形皆相似也，乃是时行不正之气，由外入内，伏于肠胃，与时令之燥气相合，胶固肠胃而成痢。法宜升解，如人参败毒散、葛根芩连之类。

滑脱与虚寒之痢，二证情形虽异，病原则同，总缘中宫阳衰，运转力微，阴邪盘踞肠胃，阻滞元气运行之机，虽有里急后重之势，粪出尚多，非若秋燥、时毒之痢，每次便时，不过几点而已。其人多见面白无神，四肢困倦。法宜温固为主，如附子理中汤、理脾涤饮之类。

总之，白痢赤痢，痛甚，里急后重剧者，燥热之征；不痛，里急后重微者，虚寒之验。他如纯白如鱼脑，如猪肝，如尘腐，大热不休，口噤不食，呃逆频添，种种危候，虽在死例，然治得其法，十中亦可救二三。余亦常遇此等危证，审无外感，无邪热，每以回阳收纳法治之，多效。但大热不休一条，审察其人烦躁、饮冷、有神者，以调胃承气治之，若无神、安静、不渴，急以回阳大剂治之，亦易见效。若妄以阴虚，而以养阴法治之，百无一生。

近来市习，一见痢证，便以黄芩芍药汤，与通套痢疾诸方治之，究其意见，无非清热导滞、调气行血而已。不知气血之不调，各有所因，知其所因而治之，方是良相，不知其所因而治之，皆是庸手。

眉批：

（一）知非氏曰：夫痢，险症也，最多危候，庸手无论矣，历来诸名家，亦少会归，惟陈修园先生《时方妙用》中论痢最佳，缘熟习《伤寒》所论，治法推本六经，方是仲景方，法是仲景法，未尝于仲景外，稍参时法，分经治病而不治痢，其得力于《伤寒》者深矣。余恒遵用其法，百发百中，人咸讶其神奇，其实以古方治今病，今月古月岂有异乎？在有心人自为领取耳。钦安所论详尽，鄙心为之一快。

呃逆

按：呃逆一条[一]，有阳虚、阴虚、元气将绝之别，不可不知也。

因阳虚者，由中宫之阳不足，以致阴邪隔拒于中，阻其呼吸往来接续之机，其人定见无神、安静、不食不渴。法宜温中降逆为主，如理中汤加吴萸、半夏之类。

因阴虚者，盖以阴虚由于火旺，火邪隔拒于中，阻其上下交接之气，其人定见躁暴，饮冷恶热，精神不衰，二便不利。法宜苦寒降逆为主，如大、小承气汤之类。

因元气将绝而致者，盖以元阳将绝，群阴顿起，阻其升降交接之机，其人或大汗自汗出，或气喘唇青，或腹痛囊缩，或爪甲青黑，或头痛如劈，目皆欲裂，耳肿喉痛，种种病情，皆宜大剂回阳降逆，十中亦可救二三，如吴萸四逆汤、白通汤之类。

近来市习，一见呃逆，阴阳不分，一味以橘皮、半夏、竹茹、丁香、柿蒂等药治之，亦有见效，终不若辨明阴阳治之为当也。

眉批：

（一）知非氏曰：钦安论此一条，不在证名上论治，专在所因上谈法，是一段聪明文字，是此证聪明治法，学者能识此聪明之理法，必是良医。

反胃

按：反胃一证[一]，有阳虚、阴虚之别。

因阳虚者，盖以阳衰，则不能镇纳僭上之阴，阴邪过盛，势必与阳相拒，一切经火烹调之物，皆不能容，故下喉数刻，或二三时，乃仍吐出，其人定见脉大而空，或劲如石，言语一切无神，困倦喜卧。法宜回阳降逆为主，如吴萸四逆汤、半夏生姜汤之类。诸书亦云"朝食暮吐，为命门无火，不能熏蒸"，果称灼见，但用药多以阳八味、大补元煎治之，为补命门必用之药，舍此二方，无从下手，余尝试之，多不见效。所以然者，二方概以熟地为君以补阴，枣皮以滋阴，丹皮以泻火，用桂、附仅十中之二三。试问：既曰"命门无火"，理宜专用桂附以补火，何得用地、枣以滋阴，丹皮以泻火乎？此皆景岳不读仲景之书，而未明阴阳之道也。在景岳以为"善补阳者，于阴中求阳"，故用一派养阴之药，杂一二味补火之品于中，而谓"阴中求阳"至极无二之法，独不思仲景为立法之祖，于纯阴无阳之证，只用姜、附、草三味，即能起死回生，并不杂一养阴之品，未必仲景不知阴中求阳乎？仲景求阳，在人身坎宫中说法，景岳求阳，在药味养阴里注解，相隔天渊，无人窥破，蒙蔽有年，不忍坐视，故特申言之。

因阴虚者，盖以阴衰不能制火，火拒于中，气机有升无降，故饮食下喉一刻，仍然吐出，其人定见精神不衰，声音响亮，烦躁不宁，关脉必洪大有力。法宜苦寒降逆为主，如大、小承气汤之类。他书议论纷纷，愈出愈奇，去理愈远，不可为法。其中因受虽异，总以一"逆"字定之，逆则以阴阳判之便了。

眉批：

（一）知非氏曰：斯文宗孔孟，讲武宗孙子，注疏宗程朱。

百家众技者流，咸存而不论，以故朝野相安，道一风同，称郅治焉。独至于医，为斯世所不可缺。虽穷乡僻壤，亦有郎中，而趋向各不相侔，圣凡迄无定论，草菅人命，亦不为怪。此段疑案，悒于怀抱久矣。欲互相商榷，又少知音。今于批评钦安书，至反胃一证，其驳景岳用药，大为有理。因思市医，宗后世诸家者多，后世诸家之书，又多于古人。古人分六经，后人分五经。古人立方不讲药性，后人立方专究药性。古人方效，而今人不用，后人方不效，今人乐于从事，反诋古人之方为太重，后人之方为轻而合宜。古人不立证名，后人多立证名。古人不以脉定证，后人能以脉知病。古人只论六阴阳，后人论千阴阳、万阴阳。群言淆乱衷诸圣，今人竟舍古人而从后人，视古人为不可知，后人乃可法，反觉后来居上，以故《灵》《素》《难经》及《伤寒》成为畏途，而人命直为儿戏矣！余诚不知医，鄙意总以能读古人之书，得古人之心法，用古人之方，治今人之病，或生或死，与古人相合，于今人无误，方为医者，未知是否，祈阅者教之。

癫狂

按：癫狂一证^(一)，名异而源同_{同者，同在心经也}。癫虚而狂实，癫为心阳之不足，神识昏迷_{癫者，言语重复，喜笑无常，作事无绪，皆由心阳不足，神识不清，寒痰易生，上闭心窍，亦能使人颠颠倒倒。然专于治痰，便是舍本逐末，不可为法，交通上下，是为治本握要法，宜细心体会之}。狂乃邪火之横行，神无定主_{狂者，本由邪火乘心，乱其神明，神无所主，故大叫狂妄，登高弃衣，亲疏不避，治之专以下夺、清热为主}。治癫贵于养正^(一)，兼以行痰；治狂务于祛邪，灭火为要。白通、栀豉，主于交通，阴癫阳癫可疗；大、小承气，专行攻下，狂妄能医。其中尚有夙孽冤凭，尤当急作善功忏悔。

近来市习，治癫专以祛痰安魂定魄，治狂每以清火降痰，亦多获效，终不若握定金针，临证有据也。

眉批：

（一）知非氏曰：扶正治癫，下气治狂，名论不刊。

胀满

按：胀满一条^{（一）}，诸书分别有肤胀、腹胀、水胀、气胀、血胀、蛊毒之名，总无一定之旨归。余仔细推究，因太阳失职，气化失运而致者，十居七八；因吐泻伤中，克伐元气而致者，十居四五；若蛊毒则另有由致。

所谓因太阳失职者何？盖以太阳为一身之纲领，主皮肤，统营卫，脏腑、经络、骨节，莫不咸赖焉。太阳居坎宫子位，一阳发动，散水精之气于周身，乃众阳之宗，一元之主也，故称之曰太阳，至尊无二之意也。乃人不知保护，内而七情损之，外而六客戕之，以致一元伤损。运化失于皮肤，则肤胀生；运化失于中州，则腹胀作；运化失于下焦，则阴囊、脚胀起。水逆于肺，则生喘咳；水逆于肠，则生泄泻；水注于左、注于右、留于上、留于下、留于中，化而为痰，则有五饮之说。水胀之源，皆本于斯。至于气胀者，乃元气散漫之征，多起于大病、久病，或吐泻，或过于克伐，伤于一元。血胀者，周身浮肿而皮色紫红，是气衰而阴乘于上也。亦有周身浮肿而小腹鞭满、小便短赤，是阳衰于下，而阴不化也。总而言之，万病起于一元伤损，分而言之，上中下各有阴阳，十二经各有阴阳，合而观之，一阴一阳而已，更以阴阳凝聚而观之，一团元气而已。至于受病浅深，各有旨归，然分类以治之，未始不当。但方愈多而旨愈乱，若不再行推醒，拈出旨归，将来后学无从下手。当今之际，谁非见肿治肿，见胀消胀者哉？余意此病治法，宜扶一元之真火，敛已散之阳光，俾一元气复，运化不乖，如术附汤、姜附汤、真武汤、桂苓术甘汤、附子理中汤、麻黄附子细辛汤、附子甘草汤之类。以上数方，各有妙用，肤胀、水胀、气胀、血胀、腹胀，皆能奏功。

　　惟蛊毒则另有治法，然蛊有自外自内之别。自外者何？埋蛊厌人一法，蛮方最多，或蛇，或虫，或龟，或鳖，炼而成之，或于食物放之，或于衣被放之，人中之者，久久面黄肌瘦，腹大如鼓，不久即死。蓄蛊之人，家道顺遂，自喜术灵，而不知造孽已深，不可解也。《汇参辑成》《石室秘铎》，各家书上，皆有妙方，兹不具载。自内者何？若《易》云"山风蛊，为女惑男"，因少男配长女，阴阳失常，尊卑紊乱，不思各正其性，艮则安止，巽则顺从，久而败坏，蛊乃生焉。治之之法，于止而不动者动之，柔而不振者振之，使之各有向背，不失其正，庶几天地泰而阴阳不偏矣。然则治法奈何？宜苦、宜辛尽之矣。余尝治一男子，腹大如鼓，按之中空，精神困倦，少气懒言，半载有余。余知为元气散漫也，即以大剂吴萸四逆汤治之，一二剂而胀鼓顿失矣。又治一男子，腹大如鼓，按之中实，坚如石块，大小累累，服破气行血之药，已经数月。余知为阴积于中，无阳以化之也，即以附子理中汤加桂、蔻、砂、半、丁香，一二剂而腹实顿消。二证虽不足以盅论，然而治盅之法，未始不可以二证概也。另有虫盅一证，又不可不知也。

眉批：

（一）知非氏曰：中寒生胀满，胀满属太阴，此病根也。试取譬焉，人身犹葫芦，葫芦有前面，腹为阴也；葫芦有后面，背为阳也；葫芦有上面，头为诸阳之首，乾也；葫芦有下面，戌亥子丑，两阴交尽，二阳初生之地，坎也，坤地。斗胆言乎中，葫芦里面有金丹，金者，乾，为日也；丹者，坎，为月也，月本无光，借日而有光。盖乾交乎坤，三索而得男，才生明矣。三五而盈，三五而缺，识此之故，所谓天道下济而光明也。胀满本属阴寒为病，必阳先虚而不运，斯阴始实而成胀。欲消此胀，必先扶阳。岐伯曰"阴病治阳"，仲景曰"太阴之为病，腹胀满"，而用干姜，早为万世之梯航，何待饶舌？然而时医不知身中阴阳上下往来为病之消息，不得不将古法今朝重提起。钦安推本太阳，知非更进少阴。少阴者，君火也，主弱则臣强，臣强必欺主。是故少阴之君火衰微，则各路之烟尘四起。或太阳之寒水一强，主膀胱不利；或少阳之相火一强，主胸膈胁肋胀满；或阳明之燥金一强，主肌肉胀满；或太阴之湿土一强，主单腹胀满，有大如瓮者；或厥阴之风木一强，主少腹阴囊及脚腿胀满；独少阴之君火一强，则群阴见，秋阳当空，万魔潜消矣。故仲景以"脉微细，但欲寐"，称为少阴不足之病，三泻心汤治少阴有余之病，三急下法存少阴将绝之阴。由此推之，六经皆能为胀，六经之方，各有治胀之妙，神而明之，存乎其人耳。总而言之，元阳为本，诸阴阳为标，能知诸阴阳皆为元阳所化，一元阳而变为诸阴阳，元阳即是诸阴阳，诸阴阳仍是元阳。而又非诸阴阳之外，另有一元阳，元阳之外，另起诸阴阳。阴阳又不能混作一团，又不能打成一片，则治病不难，而可悬壶于市矣。再能知六经中有主脑，六阴阳中有窍妙，斯真凿破鸿，辟开太极，医道特其余事，又多能云耳。

小儿抽掣（俗作惊风）

按：小儿抽掣一条，有外感内伤之别(一)。

因外感而致者，由其感受外来之风寒，闭其经络运行之气，现角弓反张，壮热自汗者，风伤太阳之卫也，桂枝汤可与之。角弓反张，壮热无汗而畏寒，寒伤太阳之营也，麻黄汤可与之。若壮热烦躁口渴，气粗蒸手，二便不利者，热淫于内也，白虎、调胃承气可与之，稍轻者，导赤散加荆、防、虫退、茯苓亦可与之。

因内伤而致者，或饮食伤中，或大吐后，或大泻后，或久病后，或偶受外邪，发散太过，或偶停滞，消导克伐太过。积之既久，元气日微，虚极而生抽掣，诸书称"慢脾风"者是也。其人定见面白唇青，饮食减少，人困无神，口冷气微，或溏泄日三五次，或下半日微烧微汗，抽掣时生。此是元气虚极，神无定主，支持失权，由内而出外之候。只有扶元一法，如附子理中加砂、半，回阳饮加砂、半。昧者不知此理，一见抽掣，便称惊风，若妄以祛风之品施之，是速其亡也。业斯道者，逢此等证候，务须细心斟酌阴阳实据，庶不致屈杀人命。余非言大而夸，其所目睹而亲见者，不胜屈指矣。病家于此，切切不可单求捷方。

眉批：

（一）知非氏曰：凡视小儿之病，虽曰哑科，而望闻问切四诊，皆有凭据。青黄赤白黑，有神无神，形体之肥瘦厚薄，容貌之惨舒虚实，皆可目睹，所谓望也。声音之盛衰，气息之粗细，喘与不喘，微与不微，可以耳听，所谓闻也。腹痛则其哭也头必俯，项背痛则其哭也头必仰，小便数不数，大便调不调，其父母必能稔知，可以面讯，所谓问也。烧热不烧热，厥冷不厥冷，有汗无汗，可以手摸，两手之脉，可以指取，所谓切也。有此四诊，即得病情。至于抽掣，病在筋膜，主伤风木之气，风寒无疑，调和荣卫足矣。再有他故，知犯何逆，以法救之，无不见效。钦安指示亲切，分辨详细，断不可照市医看法，单视虎口筋纹，定是何病，便处方药，指纹冲上三关，不必定是危候，尤要在小儿抽掣，勿认是风，便用惊药，功德无量矣。况小儿阳气嫩弱，不胜风寒作祟，或发表太过，或经误下，往往筋惕肉𥆧，振振动摇，不是惊风，养阴和阳，便不惊风。谓小儿火大者，是其父母欲自杀其儿，可辞去不治，尤为切嘱。须知小儿阳弱，火不能从内发；小儿无欲，火不能从外入，此是金针。

中风

按：中风一证（一），原有中经、中腑、中脏、闭脱之情，陈修园先生《三字经》《从众录》分辨甚详，可以熟玩。余更细为思之，夫人身原凭一气包罗，无损无伤，外邪何由而得入？内邪何由而得出？凡得此疾，必其人内本先虚，一切外邪始能由外入内，一切内邪始能由内出外，闭塞脏腑经络气机，皆能令人死，不得概谓皆由外而致也。余常见卒倒昏迷，口眼㖞斜，或半身软弱，或周身抽掣，众人皆作中风治之，专主祛风化痰，不效。余经手主治先天真阳衰损，在此下手，兼看何部病情独现，用药即此攸分。要知人之所以奉生而不死者，恃此先天一点真气耳。真气衰于何部，内邪外邪即在此处窃发，治之但扶其真元，内外两邪皆能绝灭，是不治邪而实以治邪，未治风而实以祛风，握要之法也。若专主祛风化痰，每每酿成脱绝危候，何也？正虚而邪始生，舍其虚而逐其末。况一切祛风化痰之品，皆是耗散元气之物，未有不立增其病者。然而浅深轻重，步步有法，贵在圆通，余不过以鄙意之管见，以与同人共商之耳。

眉批：

（一）知非氏曰：此解已透，然内本先虚，所谓本实先拔，即专主先天施治，未必十治十全，须知先天之阳不易回也，先与病家说明，愈是万幸，不愈医不任咎。若是回阳不愈，真阴不能自生，有人能治愈此病，愿焚其书，愿铲其批。

中痰

按：中痰一证^{（一）}，余思"中"字不甚恰切。夫痰之所以生，半由太阳失运，水液不行，聚而为痰；或由中宫火衰，转输失职，水湿生痰；或由心阳亏损，不能镇纳浊阴，水泛于上，而痰证生。种种不一，是痰皆由内生，并非由外而致，由外而入内，始可以言中，由内而出外，绝不可以言中。凡为痰迷之人，必素秉阳衰，积阴日盛，饮食不运，气机不宣，忽然外邪引之，内气滞之，阴邪窃发，寒痰上涌，堵塞清道，人事昏迷，喉中痰响，脉必滑利，平素多病多痰。法宜扶阳为先，祛痰为末，如姜附汤、姜桂茯半汤、真武汤之类，皆可施之。即曰痰闭可也，何必曰中？

眉批：

（一）知非氏曰："中"字之义驳得倒，"痰"字之理认得真，治痰之法，自尔超妙，非庸手所得知。患疾之人遇之病可愈，学医之人入手不得错，此救世之法，医医之意也。

中食

按：中食一证，"中"字亦不恰切[一]。夫食以养生，虽由外入内，并非食能害人。必其人素缘中气不足，运化气衰，阴邪已经发动，偶遇饮食入内，阻滞不进，忽然闭其清道，人事卒倒，形如死人，皆是气机偶闭为之耳，何得谓食之能中乎？即如平常气实之人，日日酒食厌饱，而胡不中？以此推之，内本先虚也。须探吐之，一吐即愈。愈后急温补脾土，自无失矣。

眉批：

（一）知非氏曰：此数语包一切、扫一切，元箸超超，颠扑不破。神曲、麦芽、槟榔、山楂可以扫除，而干姜、附子又能治食矣，可发一噱！

脱肛

按：脱肛一证^{（一）}，有下焦阳衰而不能统束者，有三焦火旺而逼出者。

因下焦阳衰而致者，由其人或房劳过度，或大吐大泻大病后，元气损伤，不能收束，其人定见少气懒言，精神萎靡，面白唇青，喜食辛辣热物者是也。法宜温固脾肾之阳，阳回气足，肛脱自收。如附子理中汤加葛根、黄芪建中汤，与市习之补中益气汤之类。

因火旺逼出者，或由过食厚味醇酒、椒姜辛辣之物，热毒流注下焦，或感受外热燥邪，流注肠胃，热邪从下发泄，火气下趋，渐渐逼迫，直肠遂出。其人定见躁烦，喜饮清凉，或大便不利，或小便赤热，或善食易饥种种病情者是也。法宜清热，如黄连解毒汤、三黄石膏汤之类，专清肠胃之热，热清而肠自收矣。

近来市习，多用补中益气倍升麻，或用槟、麻仁捣泥涂囟门穴，亦多见效。但于阴阳攸分，全无定见，终不若握此阴阳法度，治之庶可无差。第所列药方，亦未必尽善，不过明其理法之当然，学者从中神而明之，自然发无不中也。

眉批：

（一）知非氏曰：巽为股，为风。风性属阳，主升，平人不脱肛者，风木之气生升不已。今病脱肛，生升之气机失权。钦安参悟其理，指出温升之法。所谓火旺者，火急风生，直步广肠，肛头顺势脱出，亦当升阳散火，桃花汤可用。必见实热之病情，方可直折，火熄风平，遂其升达之性，其肛自举，一二剂即止，所谓中病即已，毋过用以伤生气，否则旋举旋脱，久久遂漏，又不可不知也。

痔疮

按：痔疮一证[一]，诸书分别牡痔、牝痔、气痔、血痔、酒痔、脉痔、内痔、外痔，又俗称翻花痔、鸡冠痔、莲花痔、蜂窠痔、鼠奶痔、牛奶痔，种种不一。余谓形象虽异，其源则同，不必细分，总在阳火阴火判之而已。

因阳火而致者，或平素喜食厚味、醇酒、椒姜一切辛辣之物，热积肠胃，从下发泄。肛门乃属下窍，终非时刻大开，热邪下趋，发泄不畅，蕴积而痔乃生焉。其痔定然痛甚，肛门红肿，精神不衰，饮食如常，粪硬溺赤，喜饮清凉者是也。法宜专清肠胃之热，如大小承气、调胃承气、葛根芩连等汤，皆可酌用。又或燥邪发泄不畅，辨认与上同，而时令不同，法宜清燥为主，如黄连玉竹阿胶汤、清燥汤、甘桔二冬汤之类。

因阴火而致者，或由房劳过度，君火下流，前阴发泄不畅，直逼后阴，蕴积亦能生痔。又或久病，用心过度，忧思过度，元气虚极涣散，欲从下脱，而不得即脱，蕴积亦能生痔。其痔多青色、黑色、白色，微痛微肿，坐卧不安，人必无神，困倦喜卧，畏寒身重，面色唇口青白，脉或浮空，两尺或弦劲。此是元气发泄不藏之故，不得照寻常通套等方施治，法宜收固，如附子理中汤加葛根，潜阳丹，回阳饮，封髓丹倍砂、草之类。

近来治论纷纷，愈出愈奇，理法将泯，不得不为之一正。

眉批：

（一）知非氏曰：治疮亦贵理法明晰，钦安兼习外证，的是妙人。

赤白浊

按：赤白浊一证，诸书所载，有云"赤属血，白属气"；有云"败精流溢，乃谓白浊，血不及变，乃为赤浊"；有云"入房太甚，发为白淫"；有云"脾移热于肾"；有云"白浊乃劳伤肾，肾冷所致"。种种分辨，果从谁说？余谓不必拘分，握定阴阳治之便了（一）。

夫赤浊、白浊，俱从溺管而出，有云"败精流溢"，既云败精，不过一二次见之，未必日日见之，况精窍与尿窍不并开，即云"元阳不固，关锁不牢"，而败精有如此之多，不几元阳有立绝之势乎？余亦尝见患浊证之人，精神不衰者亦多，可知其非败精也明矣。余细推此证，总缘二气不调，中宫运化机关失职。所以然者，先天赖后天以生，水谷之精气生血，水谷之悍气生精，血入于营，精行于卫，皆从中宫转输，转输失权，或精或血，流注阑门，阑门乃泌清别浊之所，从此渗入膀胱，渗入者赤，溺便赤，渗入者白，溺便白，非膀胱之自能为赤白也。方书多用利水，尚未窥透此中消息。又有云"湿热流注于下"，此说实为有理，卓见颇超，清热利水，大约从此。须知中宫不调，有寒热之别，寒主胃阳之不足，阻滞中宫，转输即能失职（二）。其人定见面白无神，饮食短少，困倦嗜卧。不问赤白，但以温暖中宫，俾寒邪去，而转输复常，如香砂六君、附子理中之类。热主胃气之过旺，盘踞中宫，转输亦能失职。其人多烦躁好动，精神不衰，言语脉息一切有神。不问赤白，便以清胃为主，俾热去而转输复常，如导赤散加茯苓、前仁，清胃散，凉膈散之类。

眉批：

（一）析言居要。

（二）知非氏曰："阳虚不能运化精微"一语，可补钦安之注脚。

血证（吐血、鼻血、牙血、毛孔血、耳血、二便血）

按：血证虽云数端，究竟不出阴阳盈缩定之矣（一）。余于《医理真传》分辨甚详。

查近市风，一见血出，红光遍地，人人皆谓之火，医生亦谓之火，细阅其方，大半都是六味地黄汤，回龙汤，生地四物汤加炒芥、藕节、茜草、茅根、牛膝、大黄之类，专主滋阴降火。曷不思火有阴阳之别，血色虽红，由其从火化得来，终属阴体。气从阳，法天，居上；血从阴，法地，居下。天包乎地，气统乎血，气过旺可以逼血外越，则为阳火；气过衰不能统血，阴血上僭外溢，则为阴火。阳火，其人起居一切有神；阴火，动静起居一切无神。阳火始可用以上市习之方，阴火绝不可用，当以《医理真传》之法为是。要知人周身躯壳，全赖一气一血贯注之而已，不必区分血从何出，当何治，血是某经，主某方。分解愈多，源头即失。余治一切病症与此血证，只要无外感病形，即握定阴阳盈缩治之[二]，见功屡屡，获效多多，真不传之秘法，实度世之金针。余经验多人，不敢隐秘，故罄所知，以告将来。

眉批：

（一）知非氏曰：火是阴。《内经》曰：阴病治阳，当用阳药"，夫火何以能阴？孔子曰"离为火，离为阴卦"，火是红色，血亦是红色，故知火盛吐血，正是阴盛，必用阳药而始能愈，此儒者之权衡，非俗子所能窥测，而医亦是名医，故敢论血。

（二）老实人说老实话，知著书之婆心，更知评者之婆心，有同心焉耳！以为邀誉则非矣。

发斑

按：发斑一证[一]，有由外入而致者，有由内出而致者。

由外入而致者，由外感一切不正之气，伏于阳明，阳明主肌肉，邪气遏郁，热毒愈旺，忽然发泄，轻则疹痒，重则斑点，或如桃花瓣，或如紫云色，大小块片不等，其人口臭气粗，壮热饮冷，脉大而实，或周身疼痛，二便不利者，此为外感，阳证发斑是也。法宜随其机而导之，如升麻葛根汤、举斑、化斑、消斑等汤，皆可酌用。

因内伤而致者，或饮食伤中，克伐过度；或房劳损阳，过于滋阴；或思虑用心过度；或偶感外邪，过于发散，以致元阳外越。或现斑点，或现通体紫红，其人懒言嗜卧，不渴不食，精神困倦；或现身热，而却无痛苦情状，行动如常；或身不热，而斑片累累，色多娇嫩，或含青色者是也。粗工不识，一见斑点，不察此中虚实，照三阳法治之，为害不浅，法宜回阳收纳为主，如封髓丹、回阳饮之类。余曾经验多人，实有不测之妙。总之，外证发斑在三阳^(二)，宜升散；内证发斑在三阴，宜收纳。此二法乃万病治法之要，不仅此证，学者须知。

眉批：

（一）知非氏曰：斑发于阳，因外感而致，其证为阳，能治者多。惟斑发于阴，因内伤而致，其证为阴，能识此者少。钦安指出两法，重在人所难识一面，学者知其所难，作者之心苦矣。

（二）知其要者，一言而终，不知其要者，流散无穷。

痿躄

按：痿躄一证，《内经》云："肺热叶焦，五脏因而受之，发为痿躄。"又云："治痿独取阳明，阳明为五脏六腑之海，主润宗筋，束骨，利关节者也。阳明虚，则宗筋弛。"李东垣、朱丹溪遵《内经》肺热一语，专主润燥泻火，似为有理，但《内经》称"治痿独取阳明"，乃不易之定法，此中必有定见，当是肺热叶焦之由起于阳明也。阳明为五脏六腑之海，生精生血、化气行水之源也。《内经》谓"阳明虚，则宗筋弛"，明是中宫转输精气机关失职。精气不输于皮则肺痿生；精气不输于脉，则心痿生；精气不输于肉，则脾痿生；精气不输于筋，则肝痿生；精气不输于骨，则肾痿生。以此分处，则"治痿独取阳明"一语，方成定案，即不能专以润燥泻火为准。要知人身三百六十骨节，无论何节，精气一节不到，则一节即成枯枝，以此推求，方得痿证之由，肺热叶焦之实，即此可悟。"治痿独取阳明"一语，实握要之法。余思各经为邪火所侵，并未见即成痿证，即有邪火太甚，亦未见即成痿证，果系火邪为殃，数剂清凉，火灭而正气即复，何得一年半载而不愈？东垣、丹溪见不及此，故专主润燥泻火^{（一）}，是皆未得此中三昧。法宜大辛大甘以守中复阳，中宫阳复，转输如常，则痿症可立瘳矣。如大剂甘草干姜汤、参附汤、芪附汤、归附汤、术附汤之类，皆可酌选。

眉批：

（一）一家之言，未窥全豹。

虚劳

按：虚劳一证^{（一）}，诸书分别五劳七伤，上损下损。陈修园先生《三字经》《从众录》分辨甚详，可以熟玩。余思虚劳之人，总缘亏损先天坎中一点真阳耳。真阳一衰，群阴蜂起，故现子午潮热子午二时，乃阴阳相交之时，阳不得下交于阴，则阳气浮而不藏，故潮热生；阴不得上交于阳，则阴气发腾，无阳以镇纳，则潮热亦生。医者不得此中至理，一见潮热，便称阴虚，用一派滋阴养阴之品，每每酿成脱绝危候，良可悲也，自汗盗汗出凡自汗盗汗，皆是阳虚之征。各书俱称盗汗为阴虚者，是言其在夜分也。夜分乃阳气潜藏之时，然而夜分实阴盛之候，阴盛可以逼阳于外，阳浮外亡，血液随之，故汗出，曰盗汗。医者不知其为阳虚，不能镇纳阴气，阴气外越，血液亦出。阴盛隔阳于外，阳不得潜，亦汗出，此旨甚微，学者务须在互根处理会，咳吐白痰真阳一衰，则阴邪上逆，逆则咳嗽作，白痰虽非血，实亦血也，由其火衰而化行失职，精气不得真火锻炼，而色未赤也，近来多称陈寒入肺，实是可笑，腹满不食阴气闭塞，阳微不运故也，面黄肌瘦真火衰则脾土无生机，土气发泄欲外亡，故面黄，土衰则肌肉消，以脾主肌肉故也，腹时痛时止阳衰则寒隔于中，阻其运行之机，邪正相拒，故时痛时止，大便溏泄胃阳不足，脾湿太甚故也，困倦嗜卧，少气懒言皆气弱之征。种种病情，不可枚举。惟有甘温固元一法，实治虚劳灵丹，昧者多作气血双补，有云大剂滋阴，有等专主清润，有等开郁行滞，不一而足，是皆杀人不转瞬者也。余非言大而矜，妄自争辩，实不得不辩也。

眉批：

（一）知非氏曰：虚劳之人，五神无主，四大不收。夫五神者，五官之神也，五官不能自为用，其中有主之者，《仙经》曰"譬如弄傀儡，中有工机轴"是也。四大者，地水火风也。毛发、爪指、皮肤者，地也；津液涎沫者，水也；运转动作者，风也；暖气者，火也。然此四大者，全要元神元气为主宰收摄。虚劳之人，元神昏散，视听混淆，是五神无主宰，元气耗散，举止疲惫，是四大不收摄。夫人身元阳为本，是生真气，真气聚而得安，真气弱而成病。虚劳者，真气耗散，元阳失走，迨至元阳尽，纯阴成，鸣呼死矣。钦安指出大法，惟有甘温固元，是姜、附、草，不是参、芪、术，学者不可不知也。

厥证

按：厥证一条^{（一）}，有阳虚阴虚之别。

阳厥者何？由其外邪入内，合阳经热化，热极则阴生，阳伏于内，阴呈于外，故现四肢冰冷，或脉如丝，或无脉。其人虽外见纯阴，而口气必蒸手，小便必短赤，精力不衰。法宜清热下夺为主，如大小承气、调胃承气汤等是也。

阴厥者何？由其正气已虚，阴寒四起，阴盛阳微，闭塞经络，阳气不能达于四肢，故见四肢冰冷，其人目瞑倦卧，少气懒言。法宜回阳祛阴，如四逆汤、回阳饮之类。此阴阳生死攸关，不容不辨。

眉批：

（一）知非氏曰：阴证发厥，内伤已极，诸人能认，治多不谬。惟阳证发厥，热极成寒，仲景有厥证用白虎之条，人多不辨。钦安此论，两两对言，重在热厥一面，学者能认出热厥，评者之心亦慰矣。

谵语

按：谵语一证^(一)，有阴阳之别，不可不知。

阳证之谵语，由其外邪伏热，热乘于心，浊火乱其神明，神无所主，其人口中妄言，必见张目不眠，口臭气粗，身轻恶热，精神不衰。轻者可用导赤散加黄连，重者可用大小承气汤、三黄石膏汤。

阴证之谵语，由其正气已衰，阴邪顿起，神为阴气闭塞，则神识不清。其人多闭目妄言，四肢无力，倦卧畏寒，身重汗出，即有欲饮冷水一二口者，其人无神，定当以回阳为准，切不可以为饮冷，而即以凉药投之，则害人多矣。须知积阴在内，生有微热，积阴一化，热自消亡。此处下手，便是高一着法。余曾经验多人，不问发热、汗出、谵语、口渴、饮冷，但见无神，便以大剂回阳饮治之，百治百生。

眉批：

（一）知非氏曰：谵语本是神昏气沮，此论精当，治法绝妙。后言不问其证，决之早也；但见无神，眼之明也；便以大剂，手之快也；百治百生，效之必也。学者先要学此手眼。

女科门

按：女科与男子^{（一）}，稍有不同。以其质秉坤柔，具资生之德，而有经期、胎前、产后病情与男子不同，其余皆同。诸书分辨甚详，实可择取。余于女科一门，亦稍有见解，因于闲暇，又从而直切畅言之，以补诸书未言之旨，恐见解不当，高明谅之。

眉批：

（一）知非氏曰：女子之病，多于男子，奈何多多一病耳。虽曰五漏成体一，两耳不须治一，两乳不须治一，经水则其要也。治之奈何？在知本。知本于太阴，无他谬巧矣。夫太阴者，月也，三五而盈，三五而缺。盈者，阴进，为阳，主长。缺者，阳退，为阴，主消。阳长阴消，以阳为运用。长者生之，徒升发不泄；消者死之，徒降下不留。月事以时下，一月一降为不病之恒，降下无所苦，又不爽其期，曰月信。苟阳失健运，则坤中之阴精不藏，如先期而至，是月受日魂未足，阴

81

中阳微，不得谓为有火，而用芩、连、知、柏。如后期而致，是日魂消阴未尽，阴中阳虚，阳虚阴亦无准，不得谓为有寒，而用四物、桂、附。淋漓不断者，少则非崩，崩则多而不止，皆由元阳先期不下，以致阴精流溢不守，不得仅以热论。色紫成块，色泽不鲜，同为阳气不足。将行腹痛，行后腹痛，均是阳虚气凝。至于处子、妇人经闭不通，皆由虚损，先宜扶阳，继须通利，通利之方，桃核承气汤，不遗余力。若姑息养奸，百日而痨瘵成，不可救药矣，非医之过而何？所有带证，处子、妇人皆多患此，不在经证之例，亦非带脉为病。非白淫，即寒湿，浊恶不堪，法宜升散，不宜燥熯，致烁阴精，皆治本之诀也。至于内伤外感，亦能伤太阴，而有以上诸疾，又当于六经求治，不可专于治本，细读仲景妇人热入血室诸条，触类而伸之，比类而参之，有形证，有理路，何患无治法乎？钦安分门别类，博学而详说之，妙在窥透阳不化阴之玄理，反复论辨，只重一阳字，握要以图，立法周密，压倒当世诸家，何况庸手？知非良深佩服。而胎前不言证，归于六经矣；产后不言法，尽于阴阳矣。知非亦可无言矣。

经水先期而至

或十七八九日，二十四五日者是也。

按：经水先期而来，诸书皆称虚中有热，为太过，为气之盈，多以四物汤加芩、连、阿胶之类治之，以为血中有热，热清而血不妄动，经自如常。余谓不尽属热，多有元气太虚，血稍存注，力不能载，故先期而下。其人定见面白无神，少气懒言，稍有劳动，心惕气喘，脉细而微，亦或浮空。此等法当温固元气为主，不得妄以芩连四物治之，果系可服芩连四物者，人必精神健旺，多暴怒，抑郁，言语、起居、动静一切有神，如此分处，用药庶不错误。

经水后期而至

或三十七八日，四五十日，及两三月者是也。

按：经水后期而至，诸书称为虚中有寒，为不及，为气之缩，多以桂、附之类加入四物汤治之，以为血中有寒，寒得温而散，血自流通，经即如常。余谓不尽属寒，其中多有暗泄处，不可不知。暗泄者何？其人或常自汗不止，或夜多盗汗，或常流鼻血，或偶吐血，或多泄水，或饮食减少，如此之人，切不可照常通经、赶经法施治，当审其病而调之。

如其人当经期将至，前四五日常自汗出者，是气机上浮而不下降，汗出即血出也。审其是卫阳不固者，固之，如芪附汤、建中汤是也。察其系内有热伏，热蒸于外，而汗出者，宜凉之，如益元散、生地四物汤之类治之。

若是盗汗，察其系阴盛隔阳于外，阳气不得潜藏，气机上浮，故盗汗出。法宜收纳，如封髓丹、潜阳丹之类。察其系血分有热，热蒸于外，盗汗亦作。法宜清润，如鸡子黄连汤之类。

若是鼻血、吐血，审是火旺，逼血外行，自有火形可征。法宜清凉，如桃仁地黄犀角汤之类。审是阳虚不能镇纳阴气，阴血上僭外越，自有阳虚病情可考，不得即为倒经，而妄用通经、凉血、止血之方。惟有扶阳抑阴，温中固土为准，如甘草干姜汤、潜阳、建中等汤。

若是时常泄水，饮食减少，多由元气下泄，阴血暗耗，法宜温中收固，况饮食减少，生化机微，天真之液，不能如常流注，学者须知。切切不可见其经之后至，而即以通套等法施之。其中尚有外感寒邪，闭束营卫气机，亦能使经期后至，可按六经提纲治之。更有经期将至，偶食生冷或洗冷水，亦能使经期后至，须当细问明白，切不可粗心。

经来淋漓不断

按：经来淋漓不断一证，有元气太虚，统摄失职者；有因冲任伏热，迫血妄行者。

因元气太弱者，或由大吐、大泻伤中，或过服宣散克伐，或房劳忧思过度，种种不一，皆能如此。其人起居动静、脉息声音，一切无神，法宜温固，如附子理中、黄芪建中、香砂六君之类。

因冲任伏热，热动于中，血不能藏，其人起居动静、脉息声音，一切有神，法宜养阴清热，如黄连泻心汤、生地芩连汤之类。总要握其阴阳，方不误事。

经水来多而色紫成块

按：经水紫色成块一证，诸书皆称火化太过，热盛极矣，多以凉血汤及生地四物汤加芩、连之类，法实可从，其病形定是有余可征。若无有余足征，而人见昏迷，困倦嗜卧，少气懒言，神衰已极，又当以气虚血滞，阳不化阴，阴凝而色故紫，故成块，不得妄以清凉施之。法宜温固本元为主，如理中汤加香附、甘草干姜汤、建中汤之类，方不为害。

总之，众人皆云是火，我不敢即云是火，全在有神无神处，仔细详情，判之自然无差矣。

经水来少而色淡

按：经水来少而色淡一证，诸书皆称血虚，统以四物加人参汤主之，以为血虚者宜补其血。余谓此证，明是火化不足，阳衰之征。阳气健，则化血赤；阳气微，则化血淡；阳气盛，则血自多；阳气衰，则血自少，乃一定之理。法当扶阳以生血，即天一生水的宗旨，何得专以四物人参汤一派甘寒之品乎？此皆后人不识阴阳盈虚之妙，故有如此之说也。余见，当以黄芪建中汤、当归补血汤加附子，或甘草干姜汤合补血汤，如此治法，方不误事。

经水将行而腹痛

按：经水将行而腹痛一证，诸书皆言血中有滞也，多用通滞汤及桃仁四物汤。余思此二方，皆是着重血中有滞也。如果属热滞，此二方固可治之。苟因寒邪阻滞，以及误食生冷，又当以温中行滞为主，无专以此二方为是。如此分处治去，庶不至误事。

经水行后而腹痛

按：经水行后腹痛一证，诸书皆云虚中有滞也，统以八珍汤加香附治之，亦颇近理。余思经后腹痛，必有所因，非外寒风冷之侵，必因内阳之弱，不得概以气血两虚有滞为准。又当留心审察，如系外寒风冷，必有恶风畏寒、发热身痛，仍宜发散，如桂枝汤是也。若系内阳不足，则寒从内生，必有喜揉按热熨之情，法宜温里，如附子理中加丁香、砂仁之类。余常治经后腹痛，其人面白唇淡者，以甘草干姜汤加丁香、官桂治之，或以补血汤加安桂治之，必效。

妇人经闭不行

或四五十日，或两三月者是也。

按：经闭一证，关系最重，诊视探问，必须留心。如诊得六脉迟涩不利者，乃闭之征。若诊得六脉流利，往来搏指，妊娠之兆，切切不可直口说出，先要问明何人，看丈夫在家否，如丈夫在家，称云"敝内"，他先请问，方可言说是喜，不是经闭。设或言寡居，或言丈夫出外，数载未归，设或言室女年已过大，尚未出阁，访问的确，审无痰饮证形^{痰病脉亦多滑利}，虽具喜脉，切切不可说出，但云经闭。如在三两月内，不妨于药中多加破血耗胎之品，使胎不成，亦可以曲全两家祖宗脸面，亦是阴德。即服药不效，而胎成者，是恶积之不可掩，而罪大之不可解也。倘一遭遇此，主家向医说明，又当暗地设法，曲为保全，不露圭角，其功更大。设或室女于归期促，不得不从权以堕之，不堕则女子之终身无依，丑声扬，则两家之面目何存？舍此全彼，虽在罪例，情有可原。自古圣贤，无非在人情天理上体会轻重而已。

余思经闭不行，亦各有所因，有因经行而偶洗冷水闭者，有因将行而偶食生冷闭者，有因将行而偶忿气闭者，有因素秉中气不足，生化太微而致者，有因偶感风寒，闭塞而致者，不可不知。

因洗冷水而闭者，盖以经血之流动，全在得温以行，得寒而凝，理势然也。今得冷水以侵之，气机忽然闭塞，血液不流。法当温经，如麻黄附子细辛汤、阳旦汤，或补血汤加丁香、肉桂之类。

因食生冷而闭者，诚以天真之液如雾露之气，全赖中宫运转，血自流通，今为生冷停积中宫，闭其运转之机，血液故不得下降。法当温中，如理中汤加砂仁、丁香、肉桂，或甘草干姜汤加丁香、胡椒之类。

因忿气而闭者，盖以忿争则气多抑郁，抑郁则气滞而不舒，气不舒，则血不流，故闭。法宜理气疏肝为主，如小柴胡汤加香附、川芎、麦芽之类。

因素秉不足，生化太微而致者，盖以不足之人，多病、多痰、多不食，或多泄泻，或多汗出，元气泄多蓄少，不能如常应期而下。要知血注多，则下行之势易，血注少，则下行之势难，务宜看其何处病情为重，相机而治之，或宜甘温，或宜辛温，或宜苦温，又当留意。

因外感风寒而闭者，按六经提纲治之，自然中肯。切不可一见经闭，即急于通经，专以四物加桃仁、红花、玄胡、香附、苏木、丑牛之类，胡乱瞎撞，为害匪浅，学者宜知。

更有寡妇、室女经闭，要不出此，不过多一思交不遂，抑郁一层，终不外开郁行滞而已。

崩

按：崩证一条，有阳虚者，有阴虚者。

阳虚者何？或素秉不足，饮食不健；或经血不调，过服清凉；或偶感风寒，过于宣散；或纵欲无度，元气剥削。如此之人，定见起居、动静、言语、脉息、面色一切无神，元气太虚，不能统摄，阴血暴下，故成血崩，实乃脱绝之征，非大甘大温不可挽救，如大剂回阳饮、甘草干姜汤之类，切切不可妄以凉血、止血之品施之。

因阴虚者何？由于火之旺，或忿怒而肝火频生，或焦思而心火顿起，或过饮醇醪，而胃火日炽。如此之人，精神饮食、动静起居，一切有余，缘以火邪助之也。火动于中，血海沸腾，伤于阳络，则妄行于上，伤于阴络，则妄行于下，卒然暴注，若决江河。急宜凉血清热以止之，如十灰散、凉血汤之类，切切不可妄用辛温，要知此刻邪火动极，俟火一去，即宜甘温甘凉以守之复之，又不可固执。须知道血下既多，元气即损，转瞬亦即是寒，不可不细心体会。

带

按：带证一条，诸书言"带脉伤，发为带疾"；《宝产》云带下有三十六疾；《汇参》有赤白带、室女带下、胎前带下之别。《女科仙方》又分为五带，是就五色而立五方，亦颇近理，余尝用其方，多获效验。余思万病不出乎阴阳，各家纷纷议论，究竟旨归无据，后人不得不直记其方也。余细思阳证十居五六，即湿热下注是也；阴证十居六七，即下元无火是也。

湿热下注者何？或素喜辛燥、醇酒、椒姜，或素多忿怒暴戾，或素多淫欲摇动相火，合水谷之湿与脾之湿，流入下焦，时时下降，陆续不断，其形似带，故名之曰带。其人定多烦躁，精神饮食不衰，脉必有神，其下之物多胶黏极臭者是也。法宜除湿清热为主，如葛根芩连汤，黄连泻心汤加茯苓、泽泻、滑石之类。

所谓下元无火者何？或素禀不足，而劳心太甚则损心阳；或偶伤于食，而消导太过则损胃脾之阳；或房事过度，而败精下流则损肾阳。如此之人，定见头眩心惕，饮食减少，四肢无力，脉必两寸旺而两尺甚弱，浮于上而不潜于下。其下之物，必清淡而冷，不臭不黏。法宜大补元阳，收纳肾气，如潜阳丹加故纸、益智，回阳饮加茯苓、安桂，或桂苓术甘汤加附片、砂仁之类。

更有五色杂下，不必多求妙方，总以大温大甘收固元气为要，诸书所载，亦可择取。

求嗣约言

大凡中年无子之人（一），宜多积善功，夫妇好生保养，节欲果然，精神安舒，百脉和畅，务于天癸至三日内，乘其子宫未闭，易于中鹄。当交媾之际，夫妇二人彼此留神，勿将心放他去，如此施之，百发百中。切勿多蓄媵妾，以取败德丧身灭亡之祸。

眉批：

（一）知非氏曰：人之生也，性赋于天，命悬于地，各有善恶，因缘以成报施，知非存而不论。

妊娠

凡妇人经水不行，二三月内，腹中隐隐微微频动者，乃有喜之征（一）。设若无频动者，可用验胎法以验之。验胎方：归、芎各三钱，为末，艾汤吞，吞后腹频动，有胎定无疑，若是腹不动，脉息细详求。亦有四五月始动者。

眉批：

（一）知非氏曰：稳。

妊娠产后诸疾约言

按：妊娠已确，固说着重安胎；产后已毕，固说着重补养，此皆举世相传至要之语。余谓胎前产后不必执此，当以认证去病为主^(一)。认证去病之要，外感仍按定六经提纲病情，内伤仍握定阴阳盈缩为准，如此方不见病治病了。至于胎前产后，一切病证，亦当留心。如《万氏女科》《女科仙方》《女科心法》《汇参女科》《济阴纲目》，皆当熟玩，以广见识。

眉批：

（一）知非氏曰：要。

小儿诸疾约言

按：小儿初生，只要安静，审无胎中受寒，无胎中受热，切不可用药以戕之，以伐生生之气。今人每每小儿下地，多用银花、黄连、大黄、钩藤、甘草，取其清胎毒，小儿少生疮癣，此说似近有理，究竟皆是婆婆经。此说省城最重，不知山野乡村小儿下地，大人常无药服，何况小儿，难道皆生疮，皆死亡了？但食乳之子，外感病多，饮食病少。设或有虚损病出，多半从母乳上来，审其阴阳之盈缩治之。食五谷之子，多半饮食，或是外感，按定病情治之。^(一)

至于痘证，初发热，以调和营卫之气为主，桂枝汤是也。初现点，以升解发透出透为主，升麻葛根汤是也。痘现齐，以养浆为主，理中汤是也。浆足疮熟，以收固为主，潜阳丹、封髓丹是也。此乃痘科首尾不易之法。至于坏症，如灰黑平塌不起、空壳、无脓者，真元之气衰也，法宜回阳，白通汤、回阳饮是也。如紫红顶焦，烦躁口臭，气之有余，血之不足也，法宜清凉，如导赤散、凉血汤、人参白虎、当归补血汤之类。近来痘科，一见痘点，专以解毒升散清凉，如赤芍、生地、连翘、枳壳、银花、大力、黄芩、当归、麦冬、花粉、荆芥之类。不知痘证，全在随机变换，当其初发热，气机勃勃向外，正宜应机而助之，以发透为妙。如以上药品，虽有升散，其中一派苦寒之品，每多阻滞向外气机，以致痘不透发，酿出许多证候，非痘之即能死人，实药杀之也。余每于痘初现点，只用二三味轻清之品，多见奇功，如升麻一二钱，葛根一二钱，虫退五六个，甘草一钱，即吐亦当服之。所谓吐者何？毒邪已壅于阳明，吐则毒邪发泄于外，故以轻清之品，助其升腾之机，使其出透，若加苦寒阻之，危亡之道也。司命者，当留意于此，方不误人。

眉批：

（一）知非氏曰：好，抽掣条中业已详论，故不复赘。

外科约言

外科者，疮科之谓也。凡疮之生，无论发于何部，统以阴阳两字判之为准。（一）

阴证，其疮皮色如常，漫肿微疼，疮溃多半清水、清脓、黄水、血水、豆汁水、辛臭水，其人言语、声音、脉息、起居、动静，一切无神，口必不渴，即渴定喜滚饮，舌必青滑，大小便必自利。此皆由正本先虚，阳衰已极，不能化其阴滞，故凝而成疮，阴盛阳微，不能化阴血以成脓，故见以上病形。法宜辛甘化阳为主。化阳者，化阴气为阳气也，阴气化去，其正自复，脓自稠黏，疮自收敛，而病即愈。初起无论现在何部，或以桂枝汤加香附、麦芽、附子，调和荣卫之气，佐香附、麦芽者，取其行滞而消凝也，加附子者，取其温经而散寒也。或麻黄附子细辛汤、阳旦汤皆可。疮溃而脓不稠，可用黄芪建中汤、附子理中汤。阴最盛者，可用回阳饮、白通汤，或黄芪、甜酒炖七孔猪蹄，羊肉生姜汤之类，皆可酌用。

阳证，其疮红肿痛甚，寒热往来，人多烦躁，喜清凉而恶热，大便多坚实，小便多短赤，饮食精神如常，脉息有力，声音响亮，疮溃多稠脓。此等疮最易治，皆由邪火伏于其中，火旺则血伤。法宜苦甘化阴为主。化阴者，化阳气为阴气也，阳气化去，正气自复，疮自收敛，而病自愈。初起无论发于何部，或以桂枝汤倍白芍加香附、麦芽、栀子治之，或麻杏石甘汤，或人参败毒散加连翘、花粉之类。疮溃可用当归补血汤加银花、生地、白芍之类，或补中益气汤加生地、银花之类，皆可用也。

总之，阴阳理明，法自我立，药自我施，不无妙处也。

更有一等真阳暴脱之证，其来骤然，无论发于何部，其疮痛如刀劈，忽然红肿，其色虽红，多含青色，人必困倦无神，脉必浮大中空，或大如绳，或劲如石，其唇口舌必青黑。务在脉息、声音、颜色四处搜求，便能识此等证候，切勿专在疮上讲究。凡此等证，每多旦发夕死，惟急于回阳收纳，庶可十中救二三，若视为寻常之疮治之，则速其死矣，可不慎欤？

知非氏曰：钦安先生性敏而巧，学博而优，运一缕灵思妙绪，贯诸名家之精义，不啻若自其口出。认证只分阴阳，活人直在反掌，高而不高，使人有门可入，可谓循循善诱矣。知非之评，乃一意孤行，空诸倚傍，恐词义多未精核，议论太涉放纵，然紫不能夺朱，郑不能乱雅，阅者谅之。

眉批：

（一）知非氏曰：妙。

卷三

伤寒溯源解

仲景为医林之祖，著《伤寒》一书，以开渡世津梁，揭出三阳三阴，包含乾坤二气之妙。后贤始有步趋，无奈相沿日久，注家日多，纷纷聚讼，各逞己见，舍本逐末，以至于今，故读《伤寒》书者寡矣，亦并不知"伤寒"何所取义也。即注《伤寒》者，亦只是照原文敷衍几句，并未道及《伤寒》宗旨与万病不出《伤寒》宗旨，教后人何由得入仲景之门？余特直解之。

夫曰伤寒者，邪伤于寒水之经也。太阳为三阳三阴之首，居于寒水之地，其卦为坎_{阳为阴根}，坎中一阳^{（一）}，即人身立极真种子，至尊无二，故称之曰太阳，如天之日也。太阳从水中而出，子时一阳发动，真机运行，自下而上，自内而外，散水精之气于周身，无时无刻无息不运行也。故《经》云："膀胱者，州都之官，津液藏焉，气化则能出矣。""气化"二字，乃《伤寒》书一部的真机。要知气化行于外，从皮肤毛窍而出水_{气水即阴，气即阳}，外出，是气上而水亦上也，气化行于内，从溺管而出水_{气内出，是水降而气亦降也}。外出者，轻清之气，如天之雾露也；内出者，重浊之气，如沟渠之流水也。太阳之气化无乖，一切外邪无由得入；太阳之气化偶衰，无论何节何候中，不正之气干之_{一年六气，即风、寒、暑、湿、燥、火。六气乃是正气}，

94

六气中不正之气，才是客气。六气，每气司六十日有零，一年三百六十日，而一年之事毕，循环之理寓矣，必先从毛窍而入，闭其太阳运行外出之气机，而太阳之经症即作，故曰伤寒。今人只知冬月为伤寒，不知一年三百六十日，日日皆有伤寒。只要见得是太阳经证的面目，即是伤寒也。

太阳为六经之首，初为外邪所侵，邪尚未盛，正未大衰，此际但能按定太阳经施治，邪可立去，正可立复。因近来不按经施治，用药不当，邪不即去，正气日衰，邪气日盛，势必渐渐入内，故有传经不传腑，传腑不传经，二阳并病，三阳并病，两感为病，渐入厥阴，邪苟未罢，又复传至太阳。迁延日久，变症百出，邪盛正衰，酿成阴阳脱绝种种危候。仲景立三百九十七法、一百一十三方，以匡其失而辅其正。邪在太阳经腑，则以太阳经腑之法治之；邪在阳明经腑，则以阳明经腑之法治之；邪在少阳经腑，则以少阳经腑之法治之。邪在太阴、少阴、厥阴，或从本化，或从中化，或从标化，按定标、本、中法治之。举伤寒而万病已具，揭六经，明六气，而一年节候已赅。论客邪由外入内^(二)，剥尽元气，能令人死，步步立法，扶危为安，似与内伤无涉，不知外邪入内，剥削元气，乃是六经，七情由内而戕，剥削元气，毋乃非六经乎？不过外邪之感，有传经之分，七情之伤，无经腑之变。由外入内固有提纲，由内出外，亦有考据，不过未一一指陈，未明明道破，总在学者深思而自得之。

余谓一元真气即太阳。太阳进一步不同，又进一步不同，退一步不同，退两步又不同。移步换形，移步更名，其中许多旨归。外感内伤，皆本此一元有损耳。

最可鄙者，今人云仲景之方，是为冬月伤寒立法，并非为内伤与杂症立法。试问内伤失血、肺痿，有服甘草干姜汤而愈者否？呕吐、泄泻，有服理中汤而愈者否？抑郁肝气不舒，两胁胀痛，有服小柴胡汤而愈者否？夜梦遗精，有服桂枝龙牡汤而愈者否？肾脏不温，水泛为痰，有服真武汤而愈者否？寒湿腰痛，有服麻黄附子细辛汤而愈者否？少气懒言，困倦嗜卧，咳嗽潮热，有服建中汤而愈者否？温病初起，有服麻杏石甘汤、鸡子黄连汤、四逆汤而愈者否？痢证，有服白头翁汤、桃花汤而愈者否？腹痛吐泻、霍乱，有服理中汤、吴茱萸汤而愈者否？妇人经期、妊娠，有服桂枝汤而愈者否？痘证初起，有服桂枝汤、升麻葛根汤而愈者否？老人大便艰涩，有服麻仁丸而愈者否？阳虚大便下血，有服四逆汤而愈者否？阴虚大便脓血，有服鸡子黄连汤而愈者否？今人全不体贴，只记时行几个通套方子，某病用某方倍某味，某病用某方减某味，如此而已。究其阴阳至理，全然莫晓，六经变化，罕有得知，愈趋愈下，不堪问矣。

（附）七绝一首：

伤寒二字立津梁，六气循环妙理藏。

不是长沙留一线，而今焉有作医郎。

眉批：

（一）放之即在六合之中，卷之即在坎中一点。以坎中一点，示气在血中，皆喻言也。

（二）客邪由外入内，宜升散清解，不使入内为要；元气由内出外，以回阳收纳，不使外出为要。只此二法，诚为度世金针。

问曰：冬伤于寒，春必病温，其故何也？

夫曰：冬伤于寒者，伤于太阳寒水之气也。冬令乃阳气潜藏，正天一生水之际。少年无知，不能节欲^{（一）}，耗散元精_{元精}_{即天一}，元精一耗_{冬不藏精也}，不能化生真水，即不能克制燥金之气，故当春之际，温病立作_{二月属卯}，_{卯酉，阳明燥金主事}。苟能封固严密_{指冬能藏精者}，元精即能化生真水，而燥金自不敢横行无忌，春即不病温矣。此刻辛温固本之药未可遽施，当从二日传经之法治之，未为不可。虽然如此，又当细求，而清凉之品亦不可妄用。病人虽现大热、口渴、饮冷、谵语，又当于脉息、声音之有神无神^{（二）}，饮冷之多寡，大便之实与不实，小便之利与不利。有神者可与麻杏石甘汤，无神者可用回阳收纳之法治之，庶不致误人性命也。

眉批：

（一）节欲二字，不专指房劳，兼一切耗神耗气之事。

（二）无神非温，有神乃是。

辨温约言

今人于春令，偶感外邪，发热身疼，口渴饮冷，汗出谵语，便闭恶热等情，举世皆云温病，胥用达原饮、三消饮、升解散、三黄石膏、大小承气、普济消毒饮种种方法，余思此等施治，皆是治客邪〔一〕。由太阳而趋至阳明，伏而不传，渐入阳明之里，以此等法治之，实属妥贴。切切不可言温，但言风邪伤了太阳，由太阳趋至阳明。风为阳邪，合阳明之燥热，化为一团热邪，热盛则伤阴，故现气实、脉实、身轻、气粗，只宜清凉、滋阴、攻下等法。至于温病，乃冬不藏精，根本先坏，这点元气，随木气发泄，病情近似外感，粗工不察，治以发散清凉，十个九死。

余业斯道三十余年，今始认得病情形状与用药治法，一并叙陈。病人初得病，便觉头昏，周身无力，发热而身不痛，口不渴，昏昏欲睡，舌上无苔，满口津液，而舌上青光隐隐；即或口渴而却喜滚，即或饮冷而竟一二口；即或谵语而人安静闭目；即或欲行走如狂，其身轻飘无力；即或二便不利，倦卧不言不语；即或汗出而声低息短；即或面红而口气温和；六脉洪大，究竟无力；即或目赤咽干，全不饮冷，大便不实，小便自利。即服清凉，即服攻下，即服升解，热总不退，神总不清，只宜回阳收纳，方能有济。

余经验多人，一见便知，重者非十余剂不效，轻者一二剂可了。惜乎世多畏姜、附而信任不笃，独不思前贤云"甘温能除大热"，即是为元气外越立法，即是为温病立法。今人不从阴阳病情相似处理会，一见发热，便云外感，便用升解；一见发热不退，便用清凉、滋阴、攻下；一见二便不利，便去通利。把人治死，尚不觉悟，亦由其学识之未到也。

兹再将阴虚、阳虚病情，录数十条，以与将来。

眉批：

（一）客邪二字，春为风客，夏为火客，长夏为湿客，按定六气节候可矣。

辨认邪盛热炽血伤病情

干呕不止

病人二三日，发热不退，脉息、声音一切有神，干呕不止者，此热壅于阳明也，法宜解肌清热。

张目谵语

病人四五日，发热恶热，烦躁不宁，张目不眠，时而妄言，脉健者，此热邪气盛，气主上升，故张目不眠，谵语频临，属邪热乘心而神昏也。法宜清热，热清而正复，张目谵语自已。若瞑目谵语，脉空无神，又当回阳，不可养阴。

口渴饮冷不止

病人六七日，发热不退，脉洪有力，饮冷不止者，此邪热太甚，伤及津液也，法宜灭火存阴为主。

大汗如雨

病人或六七日，发热汗出如雨，脉大有力，口臭气粗，声音洪亮，口渴饮冷，此乃热蒸于内，胃火旺极也。法宜急清肌热，此有余之候，并非久病亡阳可比。

舌苔干黄，烦躁不宁

病人或七八日，发热不退，舌苔干黄，烦躁不宁，脉健身轻，肠胃已实，此胃火太甚，津液将枯，急宜滋阴攻下为主。

狂叫不避亲疏

病人或八九日，发热不退，气粗身轻，脉健狂叫，目无亲疏，弃衣奔走，此邪火旺极，乱其神明，神无所主也。急宜清凉攻下，灭去邪火，不可迟延。

二便不利

病人或七八日，发热恶热，烦躁不宁，口渴饮冷，脉健身轻，二便不利。此邪热伤阴，血液不能滋润沟渠，通体皆是一团邪火，急宜攻下，不可迟延。

鼻如煤烟

病人或八九日，发热不退，烦躁饮冷，胸满不食，口臭气粗，忽现鼻如煤烟，此由邪火旺极，炎熏于上也，急宜攻下。

肛门似烙

病人或十余日，发热不退，脉健气粗，烦躁不宁，饮水不已，自觉肛门似烙。此邪热下攻于大肠，真阴有立亡之势，急宜攻下，不可因循姑息。

小便涓滴作痛

病人或八九日，发热恶热，烦渴饮冷，舌黄而芒刺满口，脉健身轻，小便涓滴痛者，此邪热下趋小肠，结于膀胱也，急宜清热利水。

食入即吐

病人发热恶热，口臭气粗，脉健，食入即吐者，此是邪热伏于胃口，阻其下行之机，热主上升，此刻邪热为祟，升多降少，故食入即吐，急宜攻其邪火，邪火一灭，食自能下矣。

昏沉不省人事

病人或八九日，身热不退，气粗舌干，小便短赤，大便极黄而溏，或清水血水，脉健有力，或脉细如丝，或四肢厥逆。人虽昏沉，其口气极蒸手，舌根必红活，即舌黑起刺，此是邪热入里，伏于其内，急宜攻下清里，切不可妄用辛温。

日晡发热饮冷，妄言鬼神

病人或八九日、十余日，外邪未解，入于里分，身虽发热，日晡更甚，饮冷不已，妄言鬼神。此是热甚伤血，神昏无主，急宜养血滋阴，并非阴火上腾，元气外越可比。

呃逆不止

病人或八九日，发热不退，口渴转增，饮水不辍，忽见呃逆连声。此由邪热隔中，阻其交通之气机也，法宜攻下。

鼻血如注

病人发热烦躁，二便不利，口臭气粗，忽见鼻血如注，发热更甚者，此由邪火太甚，逼血妄行也。法宜清热攻下，苟血出而热退便通，又是解病佳兆。

斑疹频发

病人发热不退，烦躁不宁，饮冷气粗，脉健神健，忽发现斑疹，此邪热尽越于外，解病之兆，急宜随机而升解之。

干咳无痰，吐涎胶黏

病人七八日，发热不退，或热已退，舌上干粗，脉健声洪，烦渴饮冷，人时恍惚，干咳不已，吐涎胶黏，此乃火旺津枯，热逼于肺，宜润燥、清金、泻火为要。

喉痛厥逆

病人或八九日，发热不退，或不身热，脉健身轻，口气极热，小便短赤，神气衰减，肌肤干粗，忽见喉痛厥逆，此邪入厥阴，热深厥深，上攻而为喉痹是也。急宜清润泻火、养阴为主。

脓血下行不止

病人或八九日，身热不退，或身不热，时而烦渴，时而厥逆，烦躁不宁，此厥阴邪热下攻于肠也。法宜清火养阴为主。

皮毛干粗

病人或七八日，发热不退，或身不热，心烦气衰，小便短而咽中干，忽见皮肤干粗，毛发枯槁。此邪火伤阴，血液失运，急宜泻火养阴为主。

筋挛拘急

病人或七八日，或十余日，发热不退，或不身热，烦渴咽干，小便短赤，恶热喜冷，忽然四肢拘急不仁。此由邪火伤阴，血液不荣于筋，故见拘急。法宜滋阴泻火为主。

阴囊如斗

病人或十余日，身热未退，或不身热，脉健身轻，心烦口渴，声音洪亮，忽见阴囊红肿，其大如斗，疼痛异常。此热邪下攻宗筋，宗筋之脉贯于阴囊，急宜泻火、养阴、滋肝为主。

周身红块

病人身热脉健，烦躁不宁，忽现周身红块，痛痒异常。此是邪热壅于肌肉也，宜解肌、清热、泻火为主。

身冷如冰，形如死人

病人八九日，初发热，口渴饮冷，二便不利，烦躁谵语，忽见身冷如冰，形如死人。此是热极内伏，阳气不达于外，证似纯阴。此刻审治，不可粗心，当于口气中求之，二便处求之。余经验多人，口气虽微，极其蒸手，舌根红而不青，小便短赤，急宜攻下，不可因循姑息，切切不可妄用姜、附。

头面肿痛

病人二三日，头面肿痛，此邪热壅于三阳也。急宜宣散清热为主。

以上数十条，略言其概。其中尚有许多火证情形，有当用甘寒养阴法者，有当用苦寒攻下存阴法者，有当用清凉滋阴法者，有当用利水育阴法者，有当用润燥救阴法者，有当用甘温回阳救阴法者，种种不一，全在临时变通。总之正气生人，邪气死人，用养阴等法，皆为阳证邪火立说，而非为阴气上腾之阴火立说。当知阳证邪火，其人脉息声音，一切有神；若阴气上腾之阴火，脉息起居，一切无神，阴象全具，此乃认证关键，不可不知。

辨认阴盛阳衰及阳脱病情

头痛如劈

素秉阳虚之人，身无他苦，忽然头痛如劈，多见唇青、爪甲青黑，或气上喘，或脉浮空，或劲如石。此阳隔于上，急宜回阳收纳，十中可救四五。

目痛如裂

察非外感，非邪火上攻，或脉象与上条同，病情有一二同者，急宜回阳，若滋阴解散则死。

耳痒欲死

审无口苦咽干，寒热往来，即非肝胆为病，此是肾气上腾，欲从耳脱也，必有阴象足征，急宜回阳收纳。

印堂如镜

久病虚极之人，忽然印堂光明如镜，此是阳竭于上，旦夕死亡之征。若不忍而救之，急宜大剂回阳收纳，光敛而饮食渐加，过七日而精神更健者，即有生机，否则未敢遽许。

唇赤如朱

久病虚极之人，无邪火可征，忽见唇赤如朱。此真阳从唇而脱，且夕死亡之征，急服回阳，十中可救二三。

两颧发赤

久病与素秉不足之人，两颧发赤。此真元竭于上也，急宜回阳收纳，误治则死。

鼻涕如注

久病虚极之人，忽然鼻涕如注。此元气将脱，且夕死亡之征，急宜回阳收纳，或救一二。

口张气出

久病虚极之人，忽见口张气出。此元气将绝，且夕死亡之征，法在不治。若欲救之，急宜回阳收纳，以尽人事。

眼胞下陷

久病之人，忽见眼胞下陷。此五脏元气竭于下也，且夕即死，法在不治。若欲救之，急宜大剂回阳，十中或可救一二。

白眼轮青

久病虚损之人，忽见白睛青而人无神。此真阳衰极，死亡之征，急宜回阳，十中可救五六。

目肿如桃

久病与素秉不足之人，忽见目肿如桃，满身纯阴，并无一点邪火、风热可验。此是元气从目脱出，急宜回阳收纳，可保无虞。

目常直视

久病虚极之人，忽见目常直视。此真气将绝，不能运动，法在死例。若欲救之，急宜回阳，或可十中救一二。

目光如华

久病与素秉不足之人，目前常见五彩光华。此五脏精气外越，阳气不藏，亦在死例。急宜回阳收纳，十中可救五六。

面色光彩

久病虚损之人，忽见面色鲜艳，如无病之人。此是真阳已竭于上，旦夕死亡之容。若欲救之，急宜回阳，光敛而神稍健，过七日不变者，方有生机，否则不救。

面如枯骨

久病虚极之人，忽见面如枯骨。此真元已绝，精气全无，旦夕死亡之征，可预为办理后事。急服回阳，十中或可救一二。

面赤如朱，面赤如瘀，面白如纸，面黑如煤，面青如枯草

久病虚极之人，并无邪火足征，忽见面赤如朱者，此真

阳已竭于上也，法在不治，惟回阳一法，或可十中救一二。更有如瘀、如纸、如煤、如枯草之类，皆在死例，不可勉强施治。

齿牙血出

素秉阳虚之人，并无邪火足征，阴象全具，忽见满口齿牙血出。此是肾中之阳虚，不能统摄血液，阴血外溢，只有扶阳收纳一法最妥。若以滋阴之六味地黄汤治之，是速其危也。

牙肿如茄

凡牙肿之人，察其非胃火风热，各部有阴象足征，此是元气浮于上而不潜藏，急宜回阳收纳封固为要。若以养阴清火治之，是速其亡也。

耳肿不痛

凡耳肿之人，其皮色必定如常，即或微红，多含青色，各部定有阴象足征。急宜大剂回阳，切勿谓肝胆风热，照常法外感治之，是速其死也。

喉痛饮滚

凡喉痛饮滚之人，必非风热上攻，定见脉息声音，一切无神，阴象毕露。急宜回阳之药冷服以救之，其效甚速。此是阳浮于上，不安其宅，今得同气之物以引之，必返其舍。若照风热法治之，是速其危矣。

咳嗽不已

久病与素秉不足之人，或过服清凉发散之人，忽然咳嗽异常，无时休息，阴象全具。此是阴邪上干清道，元阳有从肺脱之势。急宜回阳祛阴，阳旺阴消，咳嗽自止。切不可仍照滋阴与通套治咳嗽之方治之。若畏而不回阳，是自寻其死也。

气喘唇青

久病与素秉不足之人，忽见气喘唇青，乃是元气上浮，脱绝之征，法在难治。急宜回阳降逆收纳，俟气喘不作，唇色转红，方有生机。苟信任不专，听之而已。

心痛欲死

凡忽然心痛欲死之人，或面赤，或唇青，察定阴阳，不可苟且。如心痛面赤，饮冷稍安一刻者，此是邪热犯于心也，急宜清火。若面赤而饮滚，兼见唇舌青光，此是寒邪犯于心也，急宜扶阳。

腹痛欲绝

凡腹痛欲死之人，细察各部情形，如唇舌青黑，此是阴寒凝滞，阳不运行也，急宜回阳。如舌黄气粗，二便不利，周身冰冷，此是热邪内攻，闭其清道，急宜宣散通滞，如今之万应灵通丸，又名兑金丸，又名灵宝如意丸，又名川督普济丸，又名玉枢万灵丹，一半吹鼻一半服，立刻见效，不可不知也。

肠鸣泄泻

凡久病与素秉不足之人，有肠鸣如雷，泄泻不止者，此乃命门火衰，脏寒之极，急宜大剂回阳。若以利水之药治之，必不见效，余曾经验多人。

大便下血

凡久病与素秉不足之人，忽然大便下血不止，此是下焦无火，不能统摄，有下脱之势，急宜大剂回阳，如附子理中、回阳饮之类。

小便下血

此条与上"大便下血"同。余曾经验多人，皆是重在回阳，其妙莫测，由其无邪热足征也。

精滴不已

大凡好色之人与素秉不足之人，精常自出，此是元阳大耗，封锁不密，急宜大剂回阳，交通水火为主。余常以白通汤治此病，百发百中。

午后面赤

凡午后面赤，或发烧，举世皆谓阴虚，不知久病与素秉不足之人，阳气日衰，不能镇纳其阴，阴邪日盛，上浮于外，况午后正阴盛时，阳气欲下潜藏于阴中，而阴盛不纳，逼阳于外，元气升多降少，故或现面赤，或现夜烧，此皆阴盛之候。

若按阴虚治之，其病必剧。余常以回阳收纳、交通上下之法治之，百发百中。

身痒欲死

久病与素秉不足之人，身忽痒极，或通身发红点，形似风疹，其实非风疹。风疹之为病，必不痒极欲死，多见发热、身热、恶寒、恶风。若久病素不足之人，其来者骤，多不发热身疼，即或大热，而小便必清，口渴饮滚，各部必有阴象足征，脉亦有浮空劲急如绳可据。此病急宜大剂回阳收纳为要，若作风疹治之，速其亡也。

大汗如雨

久病与素秉不足之人，忽然大汗如雨，此亡阳之候也。然亦有非亡阳者，夫大汗如雨，骤然而出，片刻即汗止者，此非亡阳，乃阴邪从毛窍而出，则为解病之兆。若其人气息奄奄，旋出而身冷者，真亡阳也，法则不治，若欲救之，亦只回阳一法。然阳明热极，热蒸于外，亦有大汗如雨一条，须有阳证病情足征，此则阴象全具，一一可考。

大汗呃逆

久病与素秉不足之人，与过服克伐清凉之人，忽然大汗呃逆。此阳亡于外，脾肾之气绝于内，旦夕死亡之征也，急宜回阳降逆，服药后如汗止呃逆不作，即有生机。若仍用时派之麻黄根、浮小麦，止呃之丁香、柿蒂，未有不立见其死者也。

身热无神

久病与素秉不足之人，或偶劳心，忽见身大热而不疼，并无所苦，只是人困无神，不渴不食。此是元气发外，宜回阳收纳，一剂可愈。若以为发热，即照外感之法治之，是速其危也，世多不识。

吐血身热

凡吐血之人，多属气衰，不能摄血。吐则气机向外，元气亦与之向外，故身热。急宜回阳收纳为主，切不可见吐血而即谓之火，以凉剂施之。

大吐身热

《经》云："吐则亡阳，吐属太阴。"大吐之人，多缘中宫或寒、或热、或食阻滞。若既吐已，而见周身大热，并无三阳表证足征，此属脾胃之元气发外，急宜收纳中宫元气为主，切不可仍照藿香正气散之法治之。余于此证，每以甘草干姜汤加砂仁，十治十效。

大泄身热

久病与素秉不足之人，忽然大泄，渐而身上大热者，此属阳脱之候。大热者，阳竭于上，大泄者，阴脱于下，急宜温中收纳为主。切不可一见身热，便云外感，一见大泄，便云饮食。若用解表、消导、利水，其祸立至，不可不知。

午后身热

《经》云"阴虚生内热"，是指邪气旺而血衰，并非专指午后、夜间发热为阴虚也。今人全不在阴阳至理处探取盈缩消息，一见午后、夜间发热，便云阴虚，便去滋水。推其意以为午后属阴，即为阴虚，就不知午后夜间正阴盛之时，并非阴虚之候。即有发热，多属阴盛隔阳于外，阳气不得潜藏，阳浮于外，故见身热。何也？人身真气，从子时一阳发动，历丑、寅、卯、辰、巳，阳气旺极，至午、未、申、酉、戌、亥，阳衰而下潜藏，今为阴隔拒，不得下降，故多发热。此乃阴盛阳衰，元气出入消息，不可不知也。余于此证，无论夜间、午后烧热，或面赤，或唇赤、脉空、饮滚、无神，即以白通汤治之，屡治屡效。

皮毛出血

久病与素秉不足之人，忽见皮毛出血，此乃卫外之阳不足，急宜回阳收纳，不可迟延。

阴囊缩入

久病与素秉不足之人，忽然囊缩腹痛，此厥阴阴寒太甚，阳气虚极也。急宜回阳，或用艾火烧丹田或脐中，或以胡椒末绵裹塞脐中，用有力人口气吹入腹中，痛即止，亦是救急妙法。

两脚大烧

久病与素秉不足之人，或夜卧，或午后两脚大烧，欲踏石

上，人困无神。此元气发腾，有亡阳之势，急宜回阳收纳为
主，切不可妄云阴虚，而用滋阴之药。

两手肿热

凡素秉不足之人，忽然两手肿大如盂，微痛微红，夜间、
午后便烧热难忍。此阴盛逼阳从手脱也，急宜回阳收纳为主。

两乳忽肿

凡素秉不足之人，忽然两乳肿大，皮色如常，此是元气从
两乳脱出，切勿当作疮治，当以回阳收纳为主。

疮口不敛

凡疮口久而不敛，多属元气大伤，不能化毒生肌，只宜大
剂回阳，阳回气旺，其毒自消，其口自敛。切忌养阴清凉，见
疮治疮。

痘疮平塌

凡痘疮平塌，总原无火，只宜大剂回阳，切不可兼用
滋阴。

肛脱不收

凡素秉不足之人，或因大泄，或因过痢，以致肛脱不收。
此是下元无火，不能收束，法宜回阳收纳肾气。或灸百会穴，
亦是良法。

小便不止

久病与素秉不足之人，忽见小便日数十次，每来清长而多。此是下元无火也，急宜回阳收纳肾气，切不可妄行利水。

腹痛即泄

久病与素秉不足之人，多有小腹一痛，立即泄泻，或溏粪、清白粪，日十余次。此属下焦火衰，阴寒气滞，急宜温中回阳，切不可专以理气分利为事。

身疼无热

久病与素秉不足之人，忽见身疼，而却不发热者，是里有寒也，法宜温里。但服温里之药，多有见大热、身疼甚者，此是阴邪溃散，即愈之征，切不可妄用清凉以止之。

身热无疼

久病与素秉不足之人，与服克伐宣散太过之人，忽见身热，而却无痛苦，并见各部阴象足征。此是阳越于外也，急宜回阳收纳，不可妄用滋阴、升散。

身冷内热

久病与素秉不足之人，身外冷而觉内热难当，欲得清凉方快，清凉入口，却又不受，舌青滑而人无神，二便自利。此是阴气发潮，切不可妄用滋阴清凉之品，急宜大剂回阳，阳回则阴潮自灭。若果系时疫外冷内热之候，其人必烦躁，口渴饮冷，二便不利，人必有神，又当攻下，回阳则危。

身热内冷

久病之人，忽见身大热而内冷亦甚，叠褥数重。此是阳越于外，寒隔于内，急宜回阳，阳气复藏，外自不热，内自不冷。切不可认作表邪，若与之解表，则元气立亡。此等证多无外感足征，即或有太阳表证，仍应大剂回阳药中加桂、麻几分，即可无虞。

身重畏冷

久病与素秉不足之人，忽见身重畏冷者，此是阴盛而阳微也，急宜回阳。

身强不用

久病与素秉不足之人，与过服克伐宣散之人，忽然身强不用。此是真阳衰极，阳气不充，君令不行，阴气旺甚，阻滞经脉，宜大剂回阳，阳旺阴消，正气复充，君令复行，其病自已。世人不识，多以中风目之，其用多以祛风，每每酿成坏证，不可不知也。

脚轻头重

久病与素秉不足之人，忽见脚轻头重，此是阴乘于上，阳衰于内也，急宜大剂回阳，收纳真气，阳旺阴消，头重不作，便是生机。

脚麻身软

久病与素秉不足之人，多有脚麻身软者，此是阳气虚甚，不能充周，急宜甘温扶阳，阳气充足，其病自已。

气喘脉劲

久病之人，忽见气喘脉劲，此阳竭于上，旦夕死亡之候。急急回阳，十中可救一二。但非至亲，切切不可主方，即主方亦必须批明，以免生怨。切不可见脉劲而云火大，便去滋阴降火。

吐血脉大

凡吐血之人，忽见脉来洪大，此阳竭于上，危亡之候也。今人胥云吐血属火，脉大属火，皆是认不明阴阳之过也^(一)。

眉批：

（一）人能知得血是水，气是火，便知得滋阴之误，姜、附之效也。

虚劳脉劲

凡虚损已极之人，脉象只宜沉细。若见洪大细数，或弦，或紧，或劲，或如击石，或如粗绳，或如雀啄、釜沸，皆死亡之候，切切不可出方。果系至亲至友，情迫不已，只宜大甘大温以扶之，苟能脉气和平，即有生机，切切不可妄用滋阴。要知虚损之人，多属气虚，所现证形，多有近似阴虚，其实非阴虚也。余常见虚损之人，每每少气懒言，身重嗜卧，潮热而口不渴，饮食减少，起居动静，一切无神，明明阳虚，并未见一分火旺阴虚的面目。

近阅市习，一见此等病情，每称为阴虚，所用药品，多半甘寒养阴，并未见几个胆大用辛温者。故一成虚劳，十个九死，非死于病，实死于药；非死于药，实死于医，皆由医家不明阴阳至理。病家深畏辛温，故罕有几个得生，真大憾也。

以上数十条，揭出元气离根、阳虚将脱危候。情状虽异，病源则一。学者苟能细心体会，胸中即有定据，一见便知，用药自不错乱。虽不能十救十全，亦不致误人性命。但病有万端，亦非数十条可尽，学者即在这点元气上探求盈虚出入消息，虽千万病情，亦不能出其范围。余更一言奉告，夫人身三百六十骨节，节节皆有神，节节皆有鬼。神者阳之灵，气之主也此言节节皆正气布护；鬼者阴之灵，血之主也此言节节皆真阴布护，故前贤云"鬼神塞满宇宙"，宇宙指天地、指人身也。无论何节现出鬼象即阴邪也，即以神治之神，阳也、火也、气也，以阳治阴，即益火之源以消阴翳，即扶南泻北之意，即补火治水之义，用药即桂、附、姜、砂一派是也。无论何节现出邪神为殃言邪神者，明非正气之盛，指邪气之盛，邪气即邪火也。乾坤以正气充塞，正气不能害人，邪气始能害人，故曰邪神，又可以鬼伏之鬼，阴也、血也、水也，邪神、邪火也。鬼伏神，即以水治火，滋阴降火，用药即三黄石膏、大小承气一派是也。今人胥云滋阴降火，皆是为邪火伤阴立说，并未有真正阴虚。即谓阴虚，皆阳虚也。何则？阴阳本是一气，不可分也。故《经》云："气旺则血旺，气衰则血衰，气升则血升，气降则血降，气在则血在，气亡则血亡。"明得此理，便知天一生水之旨归，甘温、辛温回阳之妙谛。学者不必他处猜想，即于鬼神一语，领会通身阴阳，用药从阴、从阳法度，认得邪正关键，识得诸家错误，便可超入上乘，臻于神化。

辨脉切要

浮脉主风、洪脉主火、实脉主热、数脉主热、紧脉主寒、滑脉主痰、沉脉属阴、迟脉属寒、细脉不足、微脉不足、虚脉不足、弱脉不足。

以上脉象，诸书言：浮主风也，洪与实、数、紧、滑主火、主热、主寒、主痰也。余谓浮脉，未可遽概为风，洪、大、实、数、紧、滑，未可遽概为火、为热、为寒、为痰也。沉、迟、细、微与虚、弱亦未可遽概为阴、为寒、为不足、为虚损也。

要知外感脉浮，而病现头疼、身痛、发热、恶风、自汗、鼻筑流清，始可以言风也。若内伤已久，元气将脱之候，脉象亦浮，犹得以风言之乎？洪、大、实、数之脉，而病现发热、恶热、烦躁、口渴、饮冷、谵语、口臭、气粗、二便闭塞之类，始可以言火、言热也。若内伤已久，元气将脱之候，脉象有极洪、极长、极实、极数、极劲之类，又尚得以时行火热证言乎？紧寒、滑痰之脉，而病现身疼、发热、畏寒，与吐痰不休之类，始可言寒邪、痰湿也。若内伤已久，元气将脱之候，脉象亦有极紧、极滑之形，又尚得以寒痰目之乎？沉、迟、细、微、虚、弱之脉，而病现面白唇青、少气懒言、困倦嗜卧之类，乃可以言不足，言虚寒，言阴阳两伤。若外邪深入，协火而动，闭其清道，热伏于中，阳气不达于四末，四肢冰冷，惟口气蒸手，小便短赤而痛，此为阳极似阴，又尚得以气血虚损言之乎？

　　总之，脉无定体，认证为要，阴阳内外，辨察宜清。虽二十八脉之详分，亦不过资顾问已耳。学者苟能识得此中变化，便不为脉所囿矣。

切脉金针

　　夫脉者，气与血浑而为一者也，其要在寸口百脉皆会于此，其妙在散于周身，随邪之浅深、脏腑之盛衰、人性之刚柔、身体之长短、肌肉之肥瘦、老幼男女之不同，变化万端。其纲在浮、沉、迟、数，其妙在有神、无神即有力、无力也。有神无神者，即盈缩机关，内外秘诀。他如浮、洪、长、大、数、实，皆为盈，为有余之候，果病情相符，则为脉与病合，当从有余立法施治。如脉虽具以上等象，而病现不足已极，则为脉不合病，当舍脉从病，急宜扶其不足，培其本源，切勿惑于浮风洪火之说，若按浮风洪火治去，则为害匪浅。沉、迟、细、微、虚、弱皆为缩，为不足，果病情相符，则为脉与病合，当照不足立法施治。如脉虽具以上等象，而病现有余已极，又当舍脉从病，切勿惑于沉、迟、细、微为虚损，若按虚损治去，则为祸不浅。余恒曰：一盈二缩，即阴阳旨归、万病绳墨，切脉知此，便易进步，便易认证，庶不为脉所囿矣。

相舌切要

舌上白苔

病人虽舌现白苔，并未见头疼、身痛、发热、恶寒、恶热等情，切不可认为表证，认为瘟证。当于脉息声音、起居动静、有神无神处探求病情，自有着落，切切不可孟浪。如果有表证足征，始可照解表法施治。

舌上黄苔

病人虽舌现黄苔，无论干黄色、润黄色、老黄色、黑黄色，并未见口渴饮冷、烦躁、恶热、便闭等情，切不可便谓火旺热极，当于"阳虚真气不上升"处理会、病情上理会，治法即在其中。如果见便闭、口臭、气粗、身轻恶热、心烦饮冷、精神有余等情，便当攻下，不可迟延。

舌上黑苔

病人虽舌现黑苔，无论干黑色、青黑色、润黑色，虽现阴象，切不可即作阴证施治。如其人烦躁，口渴饮冷，恶热身轻，气粗口臭，二便闭结，即当攻下，不可迟延。如其人安静懒言，困倦，不渴不食，二便自利，即当回阳，不可迟延。

舌上红黑色　舌上润白苔　舌根独黄色　舌上白黄色

舌上黄芒刺　舌尖独青色　舌上黑黄色　舌上黑芒刺

舌根独黑色　舌上青黄色　舌上白芒刺　舌尖惨红色

舌上粉白苔　舌上青红色　舌心独黄色　舌上干白苔

舌上淡黄色　舌边独白色　舌裂而开瓣　舌如猪腰色

舌之分辨，实属繁冗，亦难尽举。姑无论其舌之青、黄、赤、白、黑，干润燥裂，芒刺满口，红白相间，黄黑相兼，统以阴阳两字尽之矣。是阴证，则有阴象足征；是阳证，则有阳证可凭。识得此旨，则不专以舌论矣。诸书纷纷论舌，言某舌当某药，某舌当某方，皆是刻舟求剑之流，不可为法。学者务于平日，先将阴阳病情，真真假假，熟悉胸中，自然一见便知，亦是认证要着。

万病一气说

病有万端，发于一元。一元者，二气浑为一气者也。一气盈缩，病即生焉。有余即火，不足即寒，他如脉来洪大，气之盈也，脉来数实，脉来浮滑，气之盈也，间亦不足脉来洪、大、数、实、浮、滑，乃邪实火盛，此为有余；久病暴脱，亦有此脉象，不可不知。脉来迟细，气之缩也，脉来短小，脉来虚弱，气之缩也，间亦有余脉来迟、细、短、小、虚、弱，皆为不足，若温病热极脉伏，亦有此脉，不可不知。脉来劈石，脉来鱼尾，脉来雀啄，脉来釜沸，脉来掉尾，脉来散乱，气之绝也。

推之，面色如砾，气盈之验，亦有缩者素平面赤，不作病看。新病面赤恶热，则为邪实火旺。久病无神，虚极之人而面赤，则为阳竭于上，脱绝之候。色如鸡冠者吉，色如瘀血者死。面青有神，气盈之验，亦有缩者素平面青有神，不作病看。有病而始面青，则为肝病。有神主肝旺，无神主肝虚。色如翠羽者吉，色如枯草者凶。面白有神，气盈之验，亦有缩者素平面白，不作病看。有病而始见面白者，方以病论。白而有神，肺气常旺，白而无神，肺虚之征。白如猪膏者吉，色如枯骨者危。面黄有神，气盈之验，亦有缩者素平面黄，不作病看。有病而始面黄，方以病论。黄而有神，胃气之盛，黄而无神，气弱之征。黄而鲜明者吉，黄如尘埃色者凶。面黑有神，气盈之验，亦有缩者素平面黑，不作病看。有病而始面黑，方以病论。黑而有神，肾气尚旺，黑而无神，肾气衰弱。黑如乌羽者吉，色如炭煤者危。此论五色之盛衰，其中尚有生克。额属心而黑气可畏，鼻属土而青色堪惊，颏下黄而水病，腮左白而肝伤，腮右赤兮火灼，唇上黑兮水洪。气色之变化多端，明暗之机关可据。

至若审因察理，五音细详五音指宫、商、角、徵、羽，以应人身五脏也。声如洪钟，指邪火之旺极素平音洪，不作病看。有病而始见声洪，则为邪实火旺，法宜泻火为主；语柔而细，属正气之大伤素平声细，不作病看。有病而始见声低息短，则为不足。忽笑忽歌，心脾之邪热已现笑主心旺，歌主脾旺；或狂或叫，阳明之气实方张狂叫乃胃热极。瞑目而言语重重，曰神曰鬼瞑目妄言鬼神，是正气虚极，神不守舍也；张目而呼骂叨叨，最烈最横肝火与心胃邪旺，其势有不可扑灭。

曰饮食，曰起居，也须考证。食健力健，言气之盈；食少力少，本气之缩。饮冷饮滚兮，阴阳之形踪已判；好动好卧兮，虚实之病机毕陈。

至于身体，更宜详辨。肌肉丰隆，定见胃气之旺；形瘦如柴，已知正气之微；皮肤干润，判乎吉凶；毛发脱落，知其正败。要知风气为殃，春温之名已播；火气作祟，暑热之号已生；湿气时行，霍乱之病偏多；燥气行秋，疟痢之病不少；又乃冬布严寒，伤寒名著。一年节令，病气之变化无穷；六气循环，各令之机关可据。六气即是六经，六经仍是一经。五行分为五气，五气仍是一气。揭太阳以言气之始，论厥阴以言气之终，昼夜循环，周而复始，病也者，病此气也周身骨节、经络，皆是后天有形之质，全赖一气贯注。虽各处发病，形势不同，总在一气之中。神为气之宰，气伤则神不安，故曰病。气也者，周身躯壳之大用也身中无气则无神，故曰死。用药以治病，实以治气也。气之旺者宜平<small>正气不易旺，惟邪气易旺，须当细分，</small>气之衰者宜助<small>衰有邪衰、正气之衰之别，当知，</small>气之升者宜降<small>泻其亢盛，</small>气之陷者宜举，气之滞者宜行，气之郁者宜解，气之脱者宜固，气之散者宜敛。知其气之平，知其气之变，用药不失宜，匡救不失道，医之事毕矣。

胎元图说

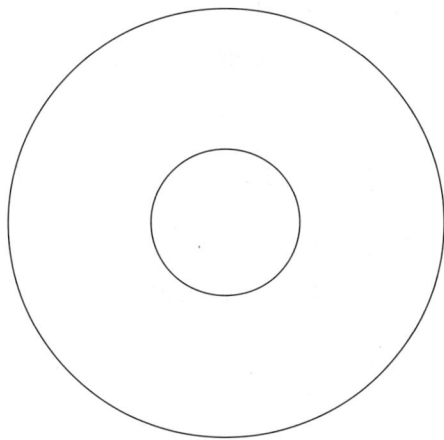

胎元图

今以一大圈，喻人一身之真气，中一小圈，喻人身受胎之始基。始基之谓，胎元之消息也，称为祖气，号曰先天。先天，即父母精血中一点真气〔一〕，二气浑为一气，一气中含五气五气，即青黄赤白黑，秉天也；五气，即金木水火土，秉地也；在人即心肝脾肺肾。《经》云"二五之精，妙合而凝"是也。五气发生万物阴阳配合，迭相运用，化生五脏、六腑、百脉、经络。天地所有，人身皆具。然未生以前，五行在乾坤之中，既生以后，乾坤即在五行之内。五气生万物，一物一太极，一物一阴阳。阳之用从昼，阴之用从夜，此坎离之功用所由分，而万物之功用所由出。由一而万理攸分，由万而一元合聚，故曰"一粒粟藏大千世界"，即此之谓也孟子云："万物皆备于我。"皆是由明善复初，以知得个中这一点机关，这一点胎元消息

129

也。其中这一点真消息，逐日运行，无刻休息。子时发动，由下而中而上阳根于阴，故由下而发上，由上而中而下阴根于阳，故由上而趋下，此阴阳互为其根，一元之消息也，循环不已。然由下而中而上，三阳已分下中上为三步，阳主上升，一气分为三步，即太阳、阳明、少阳也，由上而中而下，三阴已定上中下为三步，阴主下降，阳从背面，阴从腹面，三阴即太阴、少阴、厥阴是也。合之二三如六，故曰六步而成位，六爻之义于此分，六气六经之所由判，亦无非这一点胎元流行充周之所化育也。

仲景知得六步之精义，移步换形，移步更名，变化万端，不出范围。余初业斯道，即闻诸师云"万病不出六经，不出阴阳"，终不了了。冥心之余，忽得此胎元消息，始识师言之不谬，仲景之骨髓如见矣。

眉批：

（一）阳精阴血，各具真气。故曰真气寓于凡精凡血之中。

用药须知

外感风寒忌收纳也

凡一切外邪初入，切不可攻下，攻下则引邪深入，变证百出。切不可妄用温固收纳，收纳为关门捉贼，延祸匪轻。切不可妄用滋阴，滋阴则留恋阴邪，病根难除。只宜按定六经提纲病情施治，庶不误人。

内伤虚损忌发散也

凡内伤之人，多半咳嗽，由清阳不升，浊阴不降，闭塞清道而成。只宜辛甘化阳之品，荡去阴邪，清升浊降，咳嗽自已。昧者不识，称为陈寒入肺，纯用一派搜寒宣散之品，每每酿成脱证。不知病既内伤，正虚无疑，而更用此宣散，则一线之正气又为大伤，岂能久延时刻，而不脱绝者乎？

凡内伤之人，多半胸满不食，痰多。由中宫气衰，转输失职，阴邪痰水堵塞胸中。只宜温中醒脾助正，胸满、痰水自去也。昧者不察，多用一派推荡破滞之品，每每酿成腹胀不治之病，不可不知。

凡内伤之人，多有身热而却不疼，虽然内热而口不渴。如此等病情，近似外感，近似火症，只宜回阳收纳。收纳则阳不外越，而身热自已；阳回则镇纳阴邪，而阴潮不作诸书称内热由阴虚，不知阳衰而阴鬼立出，即昼夜亦可知也。昧者不识，一见发热，称为外感，便以发散，投之必危；一见内热，称为阴虚，滋阴降火必殆。

阳虚吐血忌滋阴也

凡吐血之人，由正气已衰，中宫不运，阴邪僭居阳位，久久积聚，阳无力以施运行之权，阳无力以申乾纲之令，一触即发，血所以出也。只宜甘温扶阳以申其正气，正气日申，阴血自降，一定之理。昧者不察，一见吐血，便以滋阴止血之品，希图速效，究竟酿成死证，含糊有年，真憾事也。

阴虚吐血忌温补也

凡阴虚吐血之人，多半精神有余，火伏于中，逼血妄行，吐后人不困倦，此乃有余之候，百中仅见一二。只宜清凉，平其有余。若照阳虚吐血治之必殆，不可不知。

阳虚一切病症忌滋阴也

凡阳虚之人，多属气衰血盛，无论发何疾病，多缘阴邪为殃，切不可再滋其阴。若更滋其阴，则阴愈盛而阳愈消，每每酿出真阳外越之候，不可不知。

阴虚一切病症忌温补也

凡阴虚之人，多属气盛血衰，无论何部发病，多缘火邪为殃，切不可再扶其阳。若扶其阳，则阳愈旺而阴愈消，每每酿出亢龙有悔之候，不可不知。

病有宜汗者

太阳病，发热身疼，自汗恶风者，当发汗。

太阳病，外症未解，脉浮弱者，当微发汗。

太阳病，表症未罢，发汗未过，脉浮数者，仍可发汗。

阳明病，脉迟，汗出多，微恶寒者，表未解也，可发汗。

太阴病，脉浮者，可发汗。

太阴病，汗后不解，仍发热，脉浮者，当复汗之。

伤寒发汗本无体，随邪之浅深、本气之盛衰，有大发汗、复发汗、微发汗，更有和解亦得汗而解，温经亦得汗而解，回阳亦得汗而解，不可不知。

病有不宜汗者

仲景云：阳盛阴虚，下之则愈，汗之则死。

发热身疼，脉浮紧者，当发汗。假令尺脉迟弱者，不可发汗，以营弱血少故也。

咽燥喉痹者，不可发汗，津液现已伤也。

咳而小便利，若失小便者，不可发汗，下元虚也。

下利，虽有表证，不可发汗，发汗则水湿必散于周身，而成浮肿胀满。

淋家不可发汗，发汗则津液内亡，客热更增。

衄血、亡血家不可发汗，以其血液虚也。

疮家不可发汗，发汗则痉。表虚热盛故生疮，汗之则表愈虚而热愈炽，热则伤血，热则生风，故变为痉。

少阴病，脉沉细数，沉为在里，不可发汗。

大便素难便者，不可发汗，发汗则谵语。以其血液既少，而复夺之，表虚里实，故谵语。

汗家不可重发汗，发汗则心神恍惚。盖以汗为血液也，心液大耗，神无所主，故见恍惚。

虚人发热，无身疼者，不可发汗，发汗则阳亡。盖以发热乃阳越于外，收之惟恐不及，今误汗之，阳必亡。

血气欲绝，手足厥冷，引衣蜷卧，不可发汗，发汗则殆。

厥证脉紧，不可发汗，汗则声绝、咽嘶、舌萎。要知阳厥宜下，即热深厥深是也；阴厥宜回阳，即四逆汤之法也。

脉弦细、头痛、发热者，属少阳，宜和解，不宜发汗，发汗则变证百出。

太阳与少阳并病，头项强痛，或眩冒，时加结胸，心下痞鞭者，不可发汗。

风温证不可发汗，汗之则热盛，汗则血伤也。

湿温证不可发汗，汗之卫阳虚，津液竭，热必盛也。

虚烦证不可发汗，汗之则心血虚，而烦愈盛也。

午后热不可发汗，汗之则阳亡。

久病阳虚、阴虚，一切诸症，不可擅发汗。

病有宜吐者

病如桂枝证，头不疼，项不强，寸脉微浮，胸中痞鞭，气上冲咽喉，不得息者，此为有寒，一云内有久痰，宜吐之。

病人胸中菀菀而痛，不能食，欲使人按之，而反有涎唾，下利日十余行，其脉反迟，寸口微滑，此宜吐之，吐之则利止。

少阴病，饮食入口即吐，心下温温欲吐，复不能吐者，宜吐之。

宿食在上脘者，当吐之。

病手足逆冷，脉乍结，以客气在胸中，心下满而烦，欲食不能，病在胸中，当吐之。

凡病在膈上，脉大、胸满、多痰者，食在胃口，脉滑者，俱宜吐之。

病有不宜吐者

脉虚、脉微者，不可吐。

太阳病，干呕、呕逆者，不可吐，吐之则伤胃。

四肢厥逆者，不可吐。

膈上有寒饮，干呕者，不宜吐，当温之。

凡中下二部之病，切不可吐，吐则为逆。

病有宜下者

发汗不解，腹满痛者，急下之。

下利，三部脉皆平，按之心下鞕者，急下之。

下利，脉迟滑者，内实也，利未欲止，当下之。

脉滑而数者，有宿食也，宜下之。

寸脉浮大，按之反涩，尺中亦微而涩，知有宿食也，宜下之。

下利，不欲食者，以有宿食故也，当下之。

下利，见谵语者，有燥屎也，宜下之。

下利瘥，至其年月日时复发者，病不尽故也，当下之。

伤寒六七日，目中不了了，睛不合，无表里证，大便难，身微热者，此为实也，急下之。

阳明病，发热，汗出多者，急下之。

二阳并病，太阳证罢，但发潮热，手足汗出，大便难而谵语者，下之则愈。

少阴病，得之二三日，口燥咽干者，急下之。此邪未深入，便作口燥，肾水将干，宜急下之，以救欲绝之水也。

少阴证六七日，腹胀，不大便者，急下之。此少阴邪热入胃腑也，土胜则水干，宜急下以救肾水。

少阴病，自利清水，色纯青，心中必痛，口中燥者，急下之。青为肝色，肝邪乘肾，故下利，阳邪上攻，故口燥，此亦少阴传阳明腑证也。

厥阴证，舌卷囊缩，宜急下之。此证有寒极而缩者，宜温。此由阳明之热陷入厥阴，阳明主润宗筋，宗筋为热所攻，弗荣而急，引舌与睾丸，故舌卷囊缩。此为热极，故宜急下以存阴也。

须知胃为五脏六腑之大源，凡胃受热，处处皆可传及。总之，土燥则水易亏，故阳明与厥阴皆有急下法，证虽不同，其入腑之理则一也。

病有不宜下者

仲景云：阴盛阳虚，汗之则愈，下之则死。

太阳病，外证未解者，不可下，下之则引邪入里也。

脉浮大者，不可下，浮大为在表也。

恶寒者，不可下，邪尚在表也。

呕多，虽有阳明证，不可下，邪在上焦也。

阳明病，不能食，攻其热必哕，胃中虚冷故也。

阳明病，应发汗，反下之，则为大逆。

太阳阳明合病，喘而胸满，不可下，宜麻黄汤。寒散肺清，胃邪亦自散也。

脉细数者，不可下。细数为血虚有热，下之，热邪入里，恐亡阴。

恶水者，不可下。下之则内冷，不嗜食，完谷出。

头痛目黄者，不可下，邪在上也。

阳微者，不可下，下之痞鞕，阴盛而阳不宣也。

寒厥者，不可下，下之则死。

腹胀可按而减者，不可下，里虚而邪未实也。

咽中秘塞者，不可下，邪在上也。

阳明病，面赤，心下虽微满，不可下，邪未实也。

腹中上下左右有动气者，不可下。

结胸证，脉浮大者，不可下，邪在表也。

藏结无阳证，舌上苔滑，安静不渴者，不可下。

大便硬，小便数者，不可下，乃脾约丸证也。

阳明病，自汗出，若发汗，小便自利者，不可下。此为津液内竭，虽硬不可攻，宜蜜煎导之。

凡病之当汗与不当汗，当吐与不当吐，当下与不当下，浅深各有定据，不得胡行妄为。务宜详察病情，诊视脉象，有神无神，声音微厉，饮热饮冷，喜按畏按，各处搜求，自然有下手处也。

服药须知

大凡阳虚阴盛之人，满身纯阴。虽现一切证形，如气喘气短，痰多咳嗽，不食嗜卧，面白唇青，午后夜间发热，咽痛，腹痛泄泻，无故目赤牙疼，腰痛膝冷，足软手弱，声低息微，脉时大时劲，或浮或空，或沉或细，种种不一，皆宜扶阳。驱逐阴邪，阳旺阴消，邪尽正复，方可予扶阳之品。

但初服辛温，有胸中烦躁者，有昏死一二时者，有鼻血出者，有满口起泡者，有喉干、喉痛、目赤者，此是阳药运行，阴邪化去，从上窍而出也。以不思冷水吃为准，即吃一二口冷水皆无妨。服辛温四五剂，或七八剂，忽咳嗽痰多，日夜不辍，此是肺胃之阴邪从上出也，切不可清润。服辛温十余剂后，忽然周身面目浮肿，或发现斑点，痛痒异常，或汗出，此是阳药运行，阴邪化去，从毛窍而出也，以饮食渐加为准。服辛温十余剂，或二十余剂，或腹痛泄泻，此是阳药运行，阴邪化去，从下窍而出也。但人必困倦数日，饮食懒餐，三五日自已。其中尚有辛温回阳，而周身反见大痛大热者，阴陷于内，得阳运而外解也，半日即愈。

凡服此等热药，总要服至周身、腹中发热难安时，然后与以一剂滋阴。此乃全身阴邪化去，真阳已复，即与以一剂滋阴之品，以敛其所复之阳，阳得阴敛，而阳有所依，自然互根相济，而体健身轻矣。虽然邪之情形万变莫测，以上所论，不过略陈大意耳，学者须知。

卷四

失血破疑说

今人一见失血诸证，莫不称为火旺也。称为火旺，治之莫不用寒凉以泻火，举世宗之而不疑，群医信之而不察。所以一得失血症，群皆畏死，由其一经失血，死者甚多，不知非死于病，实死于泻火之凉药耳！然则，凉药其可废乎？非即谓凉药之可废，但失血之人，正气实者少也正气一衰，阴邪上逆，十居八九，邪火所致，十仅一二，不可不慎。

余有见于今之失血家，群皆喜服清凉而恶辛温，每每致死，岂不痛惜！余故为当服辛温者决其从违焉。不观天之日月犹人身之气血乎？昼则日行于上，而月伏于下；夜则月行于上，而日伏于下。人身气血同然，失血之人，血行于上，而气伏不升可知。欲求血之伏于下，是必待气之升于上，气升于上，血犹有不伏者乎？知得此中消息，则辛温扶阳之药，实为治血之药也。

又可怪者，人人身中本此气血二物，气为阳，法天，火也；血为阴，法地，水也。故曰：人非水火不生活水火二字，指先天先地真气，非凡世之水火也。愚夫愚妇，固说不知，而读书明理之士，亦岂不晓？明知血之为水，水既旺极而上逆，何得更以滋水之品以助之？此其中亦有故，故者何？惑于血色之红也。不知血从火里化生出来，经火锻炼，故有色赤之象，岂得以色红而即谓之火，即宜服凉药乎？此处便是错误关头，毒流有年，牢不可破。余不惮烦，又从而言之，愿与后之来者作一臂力焉，幸甚！

（附）七绝二首：

吐血都传止血方，生军六味作主张。甘寒一派称良法，并未逢人用附姜_{姜附阳也，血阴也，以阳治阴，即益火之源，以消阴翳。}

血水如潮本阳亏，阳衰阴盛敢僭为_{阴盛，即君弱臣强、夫弱妻强的章本。}人若识得升降意_{阳主升，阴主降，乃是定理。今阴升而阳不升，更以阴药助之，阴愈升而阳愈降，不死何待，}宜苦宜辛二法持_{宜苦者十仅一二，宜辛者十居八九。}

"益火之源，以消阴翳"辨解

前贤云"益火之源，以消阴翳"，阳八味是也。此方此语，相传已久，市医莫不奉为准绳，未有几个窥透破绽，余不能无疑也。疑者何？疑方药之不与命名相符。既云"益火之源，以消阴翳"，必是在扶助坎中一点真气上说。真气一衰，群阴四起，故曰阴翳；真气一旺，阴邪即灭，故曰益火。方中桂、附二物，力能扶坎中真阳，用此便合圣经。何得又用熟地、枣皮之滋阴_{阴邪既盛，就不该用此}，丹皮之泻火_{益火而反泻火，实属不通}，山药、茯苓、泽泻之甘淡养阴利水乎？推其意也，以为桂、附之辛热属火，降少升多，不能直趋于下，故借此熟地、枣皮沉重收敛之品^{（一）}，而使其趋下，又以丹皮之苦寒助之，更以苓、泽利水，使阴邪由下而出，似为有理。独不思仲景治少阴病，四肢厥逆，腹痛囊缩，爪黑唇青，大汗淋漓，满身全是阴翳，何不重用此熟地、枣皮、丹皮、苓、泽之品，而独重用姜、附、草三味，起死回生，其功迅速。由此观之，仲景之白通、四逆实"益火之源，以消阴翳"者也。若此方而云益火消阴，断乎不可。余非固为好辨，此是淆乱圣经之言，毒流已久，祸延已深，不得不急为芟除也。

眉批：

（一）孰知五味下喉，其气味立刻周遍，呼吸立刻上下交通，何待此！

"壮水之主，以制阳光"辨解

前贤云"壮水之主，以制阳光"，六味丸是也。此方此说，相传有年，举世宗之而不疑，群医用之而不辨，余不能无说也。窃思此方，必是为邪火伤阴立说，并不是言坎中阳旺立说。今人胥云阴虚火旺，阴虚便说是肾水虚通身血水皆属肾，言肾虚亦可，火旺便说是肾火旺通身之气皆本肾中一点真火生来，即云肾火旺亦可，但有邪正，不可混淆，统以六味丸治之，其蒙蔽有年矣，余特辨而明之。阴者，水也；阳者，火也。水、火互为其根，合而为一，不可分为二也^{（一）}。水从火里生来，故曰天一生水先天真气，号曰真火、真气，即真精所化。阳旺一分指真气，阴即旺一分指真阴；阳衰一分，阴即衰一分。试问阴虚火旺何来？所谓制阳光者，明是教人泻邪火也，邪火始能伤阴，真火实能生阴，此邪正关键，用药攸分区处，岂堪混淆莫辨？要知邪火窃发，无论在于何处，皆能伤血，即以三黄、白虎、承气与此六味丸，按定轻重治之，皆是的对妙法。今人不明阴阳一气，不明邪正机关，专以此方滋肾中之元阴，泻肾中之元阳，实属不通。

眉批：

（一）阴阳一气耳，岂有阳虚而阴不虚，阴虚而阳不虚者乎？千古疑团，一语道破。仲景一生，全在邪正上论偏盛，今人在一气之上论偏盛，相隔天渊，源头错乱。今得此说，方知前人之错误不少。

申明"阴盛扶阳，阳盛扶阴"的确宗旨

万病一阴阳耳。阴盛者扶阳为急，阳盛者扶阴为先。此二语实治病金针，救生宝筏，惜乎人之不得其要耳。今人胥以"水火"二字喻天平，水火不可偏盛，偏盛则为病。余谓不然。人自乾坤立命以来，二气合为一气，充塞周身上下四旁，毫无偏倚，火盛则水盛此火指真火，水指真阴。言火盛水盛者，即五六月之雨水可知，火衰则水衰即十冬月雨水可知。此正气自然之道，不作病论，亦无待于扶。所谓偏盛者何？偏于阴者宜扶阳，是言阴邪之盛，不是言肾中之真阴偏盛也。偏于阳者宜扶阴，是言邪火之盛，不是言肾中之真阳偏盛也。前贤立阳八味、六味丸以言治元阴元阳之方，此说一倡，俱言真阴真阳之果有偏盛也。此语害世匪浅。今人又不读圣经，无怪乎六味、八味之盛行，而承气、四逆之莫讲也。

邪正论

凡天地之道，有阴即有阳，有盈即有虚，有真即有伪，有邪即有正。试问，邪正之道若何？邪也者，阴阳中不正之气也^(一)。不正之气，伤于物则物病，伤于人则人病，治之调之，皆有其道，欲得其道，必明其正。正也者，阴阳太和之气也^(二)！太和之气，弥纶六合，万物皆荣，人身太和充溢，百体安舒；太和之气有亏，鬼魅丛生，灾异迭见，诸疾蜂起矣。

天地之大，生化消长，不能全其太和，人生逐利逐名，亦不能全其固有。正日衰，则邪日盛，欲复其正，必治其邪。邪有阴邪客邪在脏，或在里之谓也、阳邪之名言客邪在表、在腑之谓也；正有外伤^(三)言六节之客邪，由外入内也、内伤之别言七情之客邪，由内而出外也。正自外伤，邪自外入卫外之正气衰，外来之客邪作；正自内伤，邪自内出或劳神损心阳，饮食伤脾阳，房劳损肾阳，皆是内伤根柢。从阴从阳，邪之变化无方邪由外入，或从风化、从燥化、从热化、从湿化、从寒化，随邪变迁，原无定向。内伤不然，或损于脾，或损于胃，或损于肝，或损于心，或损于肾，或损于肺，病情有定向，用药有攸分；曰脏曰腑，邪之居处各异邪居气分、表分，呼为阳邪。阳，火也。阳旺极，则凡血伤。凡血伤，则真阴真气亦与之俱伤，皆能令人死。仲景立白虎、承气，早已为阳邪备法也。邪居血分、里分，呼为阴邪。阴，水也。阴旺极，则凡气伤。凡气伤，则真阳真阴亦与之俱伤，皆能令人死。仲景立白通、四逆，早已为阴邪备法矣。今人以偏盛归于元阴、元阳，是不知邪正之有区分。虽医书万种，其立方立言，皆是祛邪扶正。知祛邪扶正，则知偏盛属客邪之盛衰，非元阴元阳之自能偏盛也。仲景垂方，本祛邪以辅正；六经画界，诚调燮之旨归。有余言气分之邪旺不足言血分之阴邪旺，而正衰也，阳旺是正衰，阳不足亦是正衰，都是邪踪；阳阴偏盛，俱非正体真阴真阳，原无偏盛之理。元阴元阳，今人知偏盛在兹世人知水火之有偏盛，而不知是客邪伤正之为偏盛也；同盛同衰，一元之旨归不谬二气浑为一气，不可分为二道看，故同盛同衰，一定不易。

论天道，则日月有盈虚；论人身，则秉赋有强弱。究竟循环盛衰之理，不作病看。举世借为口实，真乃功力未深。兹特反复推详，愿后之来者，相参砥砺，恐未道及根柢处，尚祈再加润色。

眉批：

（一）不正之气，四时皆有，六经分为六气，不正之气流行于中，故曰六客。

（二）太和者，真阴真阳浑然一气，氤氲化育之消息也。

（三）风寒暑湿燥火六气，乃是六经的本气，六气中不正之气，方是客气。邪正原有分别，无奈今人含含糊糊而不察也。

客问参芪归地辨论

客有疑而问曰：余观先生之方，鲜用参、芪、归、地。夫参、芪、归、地，补气补血之药也，先生何用之罕欤？

曰：大哉问也！子以参、芪、归、地为补药，余谓仲景一百一十三方，皆补药也，岂仅参、芪、归、地已哉？何子之不察耶？

曰：先生欺余哉！余亦尝观本草矣，如麻黄、桂枝，主发散也；泽泻、猪苓，主利水也；柴胡、黄芩，主和解也；甘草、干姜，主温中也；附子、吴萸，主回阳也；黄连、阿胶，主养阴也。各方各品，各有功用，先生皆谓之补药，毋乃欺人太甚耶？

曰：子以余为欺子也，余实非欺子也。请少坐，余实告子。夫人自受生以来，本父母真气，浑合化育，成象成形，五官百骸具备，全赖这一团真气充周，真气无伤，外邪不入，内邪不作，何待于药？何待于补？况这团真气，也非草木灵根所能补得出来。医圣仲景，立方立法，揭出三阳三阴，是明真气充周运行之道。如邪伤太阳，则以太阳之方治之，太阳邪去，则太阳之气复。邪伤阳明、少阳及三阴，即从阳明、少阳、三阴之方治之，邪立去，则正立复。正复神安，其病立去，即是平人。余故曰：一百一十三方，皆补药也，以此而推，余欺子乎？余未欺子乎？

曰：诚如先生所言，则参、芪、归、地，可以无用也。

曰：亦何可废哉？如白虎汤，则人参可用矣；建中汤，则黄芪可用矣；当归四逆汤，则当归可用矣；炙甘草汤，则地黄可用矣。仲景亦何尝弃而不用？独可怪者，众人谓人参补气^(一)。夫气，阳也、火也，何仲景不用参于四逆汤内以回阳，而却用参于白虎汤内以泻火，岂有阳明邪火正盛，人参又是补火，兹胡不更助其火，而反泻其火乎？究其由来，皆是惑于李时珍之《本草》有"能回元气于无何有之乡"。此话一出，参即盛行，一切调和之药，皆不究也。如无人参，以高丽参代之，高丽参来路远，而价又且贵。虚劳之人，有参在家，便有几分足恃，谁知竟不可恃也。全不思仲景为医林之孔子，所立之方，所垂之法，所用之药，专意在祛邪以辅正，不闻邪去之后，另有补药。此皆后人之不明，姑息己身之太过，日月积累，酿出别证，以致死亡，尚不觉悟，良可哀也！今与诸公约，病无论乎男女老幼，药无论乎平常奇异、价贵价廉，只求先生认得阴阳，用得恰当，则尽善矣，何必多求？

眉批：

（一）细查李时珍云："人参能回元气于无何有之乡"。这一句话不为无理，当是为"亢龙有悔，真阴将尽"之际说法，庶与仲景用人参白虎汤之意混一。今人不识此理，竟于阳虚阴虚之证，一概用之，以冀回阳，百治百死。景岳不明此语，而曰"阳虚倍人参，阴虚倍熟地"。后世宗之，成为定论，究竟贻害千古，诸公察之，切不可为之惑。况《神农本草经》皆云："人参主补五脏。"是五脏属阴，人参补阴，其非补阳也明甚。

分脾肾为先后二天解

圣经云："知所先后，则近道矣^(一)。" 先者何？人身立命之祖气也祖气，即父母真气浑而为一者也。性命由此立；后者何？人身血肉躯壳也凡世上一切有形之质，皆属后天，不独人身，故道家称为臭皮囊。今人以肾为先天，脾为后天，此二语举世宗之，传为定论。余窃谓不然。夫人自乾坤颠倒化育以来先天即乾坤，乾破为离，坤孕为坎，故曰"颠倒乾坤化作身"，即此，先天纯粹之精，升于人身，浑然一气是言父精母血中之真气，合而为一，即太极真体，先天祖气根源，今人不知此中消息，妄以两肾形似太极，即以肾为先天，此是淆乱圣经之言，理应急正。但先天真气化生真水，灌溉周身，肾配水脏^(二)，虽说有理，究竟不是腰中两肾之谓，流行六合六合即周身上下四旁也，即三阳三阴旨归也。一气充周，无方不在，故曰"水无一脏不润，火无一脏不烧"，水何尝独在两肾？况两肾有形有质，皆先天所生。如何说他是先天？知其要者，便知得此身无处非先天，亦无处非后天。先与后，又浑然一太极也，包罗三界三界即天、地、水，上元、中元、下元是也。人身分为三焦，上焦、中焦、下焦是也，发育万物万物皆一气所生，根于呼吸呼则为辟，阳之用也，吸则为阖，阴之用也。故《易》曰：阖户为之坤，辟户为之乾。混元破体，水火即在此区分。世人欲复先天一元之真气，即在此处下手可也，毋他求，号曰宥密这一点真窍，乃真气立极之所，万物发育之处，古圣每每秘而不宣，故称之曰宥密，又曰元关，又曰天根、月窟，又曰黄庭、黄中，更喻无数名目，人

149

能知此，接命延年。先天也，先天一气，造成五官百骸。后天也，先天一气即寓于中。先天为体先有这一团真气，而后始有人身，后天为用先天无为、无臭、无声，后天有为、有形、有质，不易定理。先天立命自二五凝聚，人之性命已立，后天成形，形合乎命，命合乎形，神宰乎中，性命乃成。合之则生真气与躯壳合一也，散之则亡真气亡于躯壳之外也。脾呼后天，今人所云今人不知周身躯壳，皆属后天，而独曰脾为后天。推斯意也，以为人之奉生而不死者，以其赖有饮食也。饮食下喉一刻，即入胃脾，人七日不食则死，故以脾胃为后天。试问：饮食入脾，是自己能化汁以养生，还是要真气运动，不要真气运动？真气运动，还是只养脾胃，还是能养周身？知运动所养在周身，可知后天非仅在脾胃也。余故曰：先天立命，后天成形，形命合一，先后称名^{（三）}，谁知错误，不足为凭天之功用，全在于地，地生万物，故曰土为万物之母。人身躯壳，包藏百脉、脏腑、经络、骨节，不易乎地，故曰脾为后天。是脾也，余以为"皮"字之皮，非"脾"字之脾也。惟此皮乃能包藏万象，统束气血。若"脾"字之脾，乃仅一脏也，何能包藏万有。或曰是脾也，古人配之中央，取其运化精微而灌溉四旁，不得谓"脾"字全非。余曰：人之运动全在先天一团真气鼓动耳。饮食虽入于脾胃，非真气鼓动不能腐熟水谷，真气鼓动，则一切饮食立刻消溶，脏腑一身立刻俱受其泽，又何尝是脾之功乎？观于朝食暮吐之病，早晨所食菜饭，至晚尽行吐出，菜饭全然不化，称之曰命门无火。由此推之，是赖脾乎？是赖气乎？古人无非借物寓理，借象著名。今人不识一气浑合躯壳之道，先后互赖之理，认脾为宗，其谬已甚。学者切不可执定脾肾，以论先后，当于无形并有质上以求理，以言先后可也，相传有年，奉为准绳。余今剖晰，质之高明，是是非非，尚祈指陈。

眉批：

（一）圣人以大道示人，欲人知明善复初。故曰"知所先后，则近道矣"。

（二）肾配水，皆是喻言。

（三）先天先地二物，浑为一气，无多无少，不倚不偏，故曰中。立极在中。《易》曰：黄中通理。又曰：美在其中。《书》曰：允执厥中。以脾为中，借喻也。即以八卦方位论之，坤艮为戊己土，一在西南角，一在东北角，而又曰："中五寄坤，特虚位耳。"

六客辨解

今人胥云"六淫之气所伤"，六淫之气，即风、寒、暑、湿、燥、火是也。余谓六气，乃六经之本气，每气各司六十日，以成一岁，何得称之曰客？所谓客者，是指六气节中不正之气也。不正之气，在风令中则曰风客，在寒令中则曰寒客，在暑令中则曰暑客，在湿令中则曰湿客，在燥令中则曰燥客，在火令中则曰火客，非指六气即是六客也。

邪正之间，今人每多混淆。余所以辨而明之，更为之进一解曰：如邪伤太阳，则曰寒客；寒邪传到阳明，则曰燥客；燥客传至少阳，则曰暑客；暑客传至太阴，则曰湿客；湿客传至少阴，则曰火客；火客传至厥阴，则曰风客。此六客，乃是论邪从太阳入内，气机流行之谓，非节令之谓。流行与节令，皆宜明辨，亦无容辨，只消按定仲景六经提纲病情，便知客之所处。论节令也可，论气机流行也可，总之一令之中，主病亦有一定，不可不知。

胎前忌服药品辨解

近来有妊之妇，多有忌服药品。如半夏、大黄、巴豆、丑牛、槟榔、大戟、芫花、甘遂、麝香、三棱、莪术、附子、红花、三七之类，称为堕胎之品。凡有胎者，切不可服。今人死死记着，毫不敢易。余以为皆可服也，不必忌虑，总在看病之若何。如病果当服，半夏、大黄、附子一切药品，皆是安胎；病不当服，即参、茸、胶、桂亦能堕胎。奈世人之不讲理何！余故为有胎者劝。凡妇人有妊三四月，即当慎言语，节饮食，戒房劳，皆是保生之道。设或有病，外感须按定六经提纲，不必问乎药品；内伤认定阳虚、阴虚，亦不必问乎药品；饮食气滞，仍当推荡，亦不必问乎药品。总之邪去则正复，即是安胎。何今人之不察病情，而只计忌服药品。此皆《医方捷径》一家之私言，未明变化神而明之之道也。学者切切不可为药所惑，而酿成死亡之候，病家更要明白，医家亦不可大意。还有一等妊妇，专意堕胎(一)，竟不能堕，从可识矣。

眉批：

（一）难道不去觅些三七、麝香一切破血之药乎？

食气篇

夫人之所以奉生而不死者，惟赖有此先天一点真气耳。真气在一日，人即活一日，真气立刻亡，人亦立刻亡。故曰"人活一口气"，气即阳也，火也。又曰"人非此火不生"，此火一存，凡后天一切食物，下喉一刻，立刻锻炼。食物之真气，皆禀诸先天先地之真气，与人身之真气，本同一气也。借食物之真气，以辅人身之真气，故人得食则生，不得食则死。所以饮食健旺之人，肌肉丰隆，精神倍加，由其盗得天地生物之真气独厚也。今人只知饮酒食肉以养生，谁知还是天地之真气，日日在灌溉，呼吸不住在充周也。

人不能保全身内之真气，则疾病丛生。疾病者何？邪为之也。邪气之来，无论内邪外邪，皆是阻隔天地之真气，不与人身之真气相合，身即不安，故曰病。必待邪去，而天地之真气，与人身之真气，仍旧贯通合一，始言无病。故医圣出而立法垂方，祛邪为急，明人身脏腑之由来、五行分布、阴阳充周、天人一气之道，借草木之真气以胜邪。邪居在上"上"字，又作"表"字看，则以能制在上之邪之品以攻之，邪去自然正复。推之在中、在下、在内、在外、在脏、在腑、在经、在络，药品皆有定主，内含生化之机、调燮之妙。总在学者留心讨究，明阴阳消长之变化，达顺逆吉凶之趋向，便知得天地即我身，我身即万物之身。万物、我身、天地，原本一气也。服食与服药，皆保生之要也。

一气分为六气图说

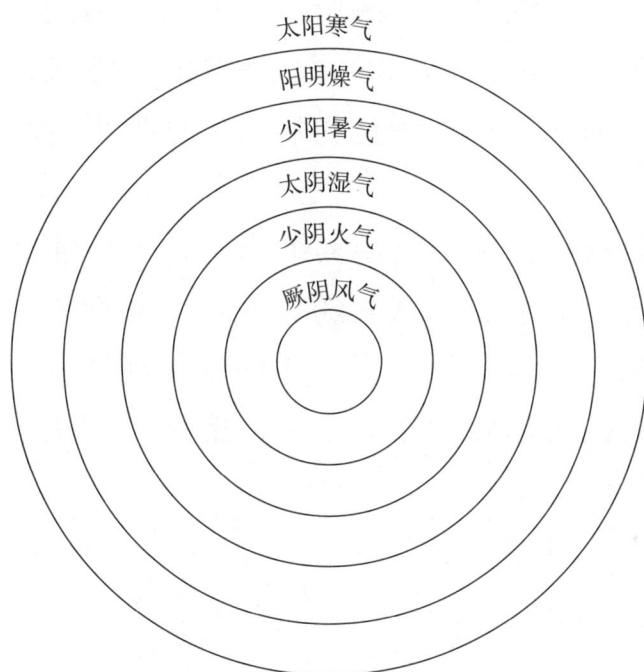

太阳寒气
阳明燥气
少阳暑气
太阴湿气
少阴火气
厥阴风气

一气分为六气图

今以一圈分为六层，是将一元真气，分为六气。六气即六经也。气机自下而上，自内而外，真气充满周身，布护一定不易。外邪入内，先犯外之第一层。第一层乃太阳寒水气化出路，故畏风恶寒，法宜宣散。治之不当，邪不即去，渐至第二层。二层乃阳明所主，阳明主燥，外邪至此，化为燥邪，故恶热，法宜清凉，不可妄用温燥。治之不当，邪不即去，渐至第三层。三层乃少阳所主，居半表半里之间，法宜和解。治之不当，邪不即去，渐至第四层。四层乃太阴所主，太阴主湿，邪与湿合，化成湿邪，湿多成泻，故吐泻病居多，法宜温中。治之不当，邪不即去，渐至第五层。五层乃少阴所主。少阴有两法：一邪从少阴心火为病，则火症居多，法宜清润；一邪从少阴肾水为病，则阴寒为重，法宜温经散寒。治之不当，邪不即去，渐至第六层。六层乃厥阴所主。厥阴有两法：一邪从风化为病，风为阳邪，故曰热深厥深，下攻而便脓血，上攻而为喉痹，法宜养阴清热；一从阴化为病，多见爪甲青黑、腹痛，法宜回阳。

仲景分配六经，标出六经提纲病情，为认邪之法；又立出六经主方，为治邪之法。其间随邪变化，亦难尽举。学者细读三百九十七法、一百一十三方，便得步步规矩之道。兹再将六经主方、圆通活泼之妙，略言一二，庶学者不执于方，明理为要，则得矣。

太阳经用药图

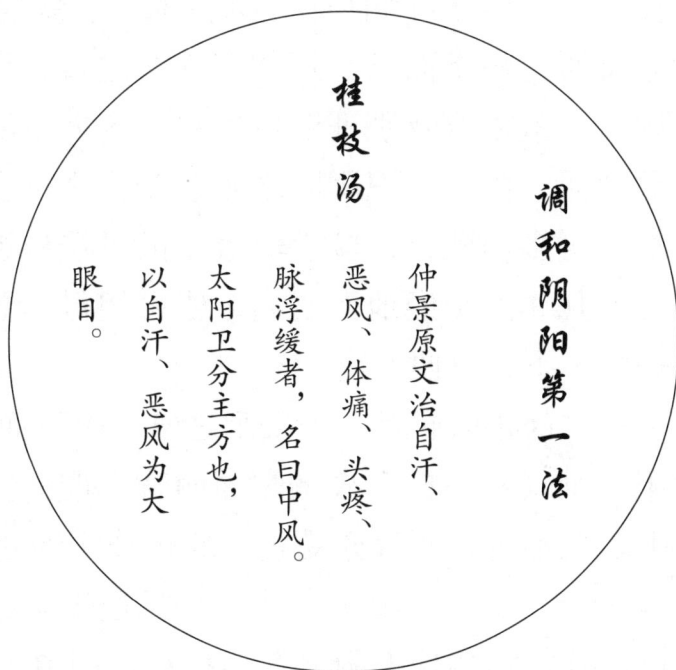

桂枝汤

调和阴阳第一法

仲景原文治自汗、恶风、体痛、头疼、脉浮缓者,名曰中风。太阳卫分主方也,以自汗、恶风为大眼目。

太阳经用药图

风为阳邪,善动,从毛窍而入。风动于中,血液不藏,毛窍疏而不实,故见自汗出,恶风。

157

桂枝汤圆通应用法

按：桂枝汤一方，乃调和阴阳、彻上彻下、能内能外之方，非仅治仲景原文所论病条而已。想仲景立法之日，当是邪之在太阳卫分时说法，就未言及别证皆可用得。今人不明圣意，死守陈法，不敢变通，由其不识阴阳之妙、变化之机也。余亦粗知医，尝于临症时多用此方，应手辄效。因思桂枝汤方，原不仅治一伤风证，凡属太阳经地面之病，皆可用得。兹特将经验病形，略举一二于下，以便参究。

一治胸腹痛，背亦彻痛者。盖太阳之气，由下而上至胸腹，寒邪逆于太阳，则气机不畅，故胸腹痛而背亦彻痛。太阳行身之背，因腹中之气不畅，而背亦受之，故桂枝汤治之而愈。

一治通身寒冷。寒为太阳之本气，今见通体恶寒，是邪犯太阳之本气也。桂枝汤能扶太阳之气，故治之而愈。

一治小儿角弓反张，手足抽掣。太阳行身之背，因风中于背，太阳之经气不舒，经气卒闭，故见角弓反张。桂枝汤力能宣太阳之风邪，故治之而愈。

一治脑后生疮。脑后者，太阳经脉之所贯注者也〔一〕。风寒之邪逆于脑后，抑郁而成疮。桂枝汤宣散太阳之邪，故治之而愈。

一治周身皮肤作痒，时而恶风。周身毛窍，乃太阳寒水气化出路。风寒之邪外干而不得入，逆于皮肤，抑郁生热，故周身作痒。桂枝汤能宣太阳抑郁之气，故治之而愈。

一治足跟痛，痛彻腰股。足跟与腰背，皆太阳经循行之道，因寒客之，邪闭之，故见以上病形。桂枝汤力能输太阳之气，故治之而愈。

一治小儿两腮肿，发热恶风。夫两腮近耳下，乃少阳阳明地面，似不可与桂枝汤，今竟以此方治之而愈者，因其发热恶风，知太阳之邪逆于此也。

一治小儿发热痘出。盖痘本胎毒，欲出于外，必得太阳真气鼓动，方能引痘外出。桂枝汤扶助太阳之气，气伸而毒尽越于外，不遗于内，故此方又能治痘也。

一治妇人妊娠恶阻。妇人初妊，经气卒然不舒，营卫之气不畅，故见恶阻。桂枝汤能宣营卫，协和阴阳，故治之而愈。

一治发热，恶风，下痢日数十次。风邪犯于太阳，则表气不通，表气不通，则里气不顺，邪陷于下，故见下痢。桂枝汤宣风外出，表气顺，则太阳之气升而不陷，故痢可愈。

按：此方，伤寒门尚有数症可用，至于加减变通，实多奇异，仲景已言之矣。学者细读仲景《伤寒》书，明其理而通其变，则得活泼之妙、内外兼备之道也。

眉批：

（一）明得太阳行身之背，所有上部诸疮，以及上搭中搭下搭之类，皆可用也。

太阳经腑用药图

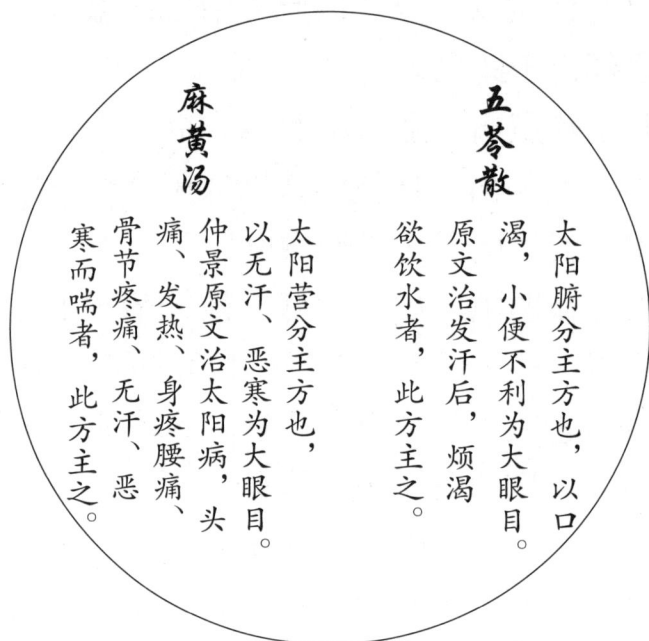

太阳腑分主方也，以口渴，小便不利为大眼目。原文治发汗后，烦渴欲饮水者，此方主之。**五苓散**

太阳营分主方也，以无汗、恶寒为大眼目。仲景原文治太阳病，头痛、发热、身疼腰痛、骨节疼痛、无汗、恶寒而喘者，此方主之。**麻黄汤**

太阳经腑用药图

寒为阴邪，从毛窍而入，寒主静而不动，毛窍密而不疏，故见无汗恶寒。邪不传经而传腑，故见口渴，小便不利。五苓散功专利水，水道利则太阳气舒，邪亦从此而解。桂、麻二方，是祛邪从上出者也。五苓散是祛邪从下出者。惟此三方，可称太阳首尾专主之方也。

麻黄汤、五苓散圆通应用法

一治痘初出而忽隐，壮热无汗者。盖痘之初出，全借太阳一点真气鼓动，运毒外出。今壮热而痘忽隐，是因其感受外寒，闭束气机，抑郁生热。麻黄汤能开腠理，祛寒外出，邪去则正安，痘自外出，而人自平安。若壮热太甚，烦躁饮冷者，又可于方内加石膏。

一治肩背沉重，觉内冷者。盖肩背之沉重，寒之滞也。寒滞于内，故觉内冷。麻黄汤轻清属阳，力能祛寒外出，肩背正属太阳所主，故治之而愈。

一治两脚弯发起红块，痛甚。脚弯地面，乃太阳经循行之道，今为寒邪闭束，阻其气机，遏郁而起红块，痛甚。麻黄汤力能散太阳之寒，故治之而愈。

一治大便泻水，而小便全无者。此病夏月居多，由暑邪怫郁，扰乱正气，以致阑门失职，津液不行于膀胱，而直趋大肠。五苓散力能化膀胱之气，故治之而愈。

一治头晕、咳嗽、呕吐、腹胀、小便短。病形虽现头晕、咳嗽、呕吐，总缘膀胱气机不运，水湿之气不得下降，气机必返于上，上干清道，故现以上病形。五苓散功专利水，水气下降，气机自顺，故病自愈。

一治霍乱吐泻，思饮冷水者。此病上吐下泻，理应着重太阴，其所以用五苓散，盖以吐泻之病，无小便也；又见渴而思水，正是太阳腑证提纲，故五苓为要药。其所以致吐泻者，皆由太阳气化失运，中宫失职。此刻先治太阳，然后理中，庶为正治，亦经权之道也。

二方，伤寒门尚有数症当用，至于加减变通，仲景言之甚详，兹不赘。

阳明经证用药图

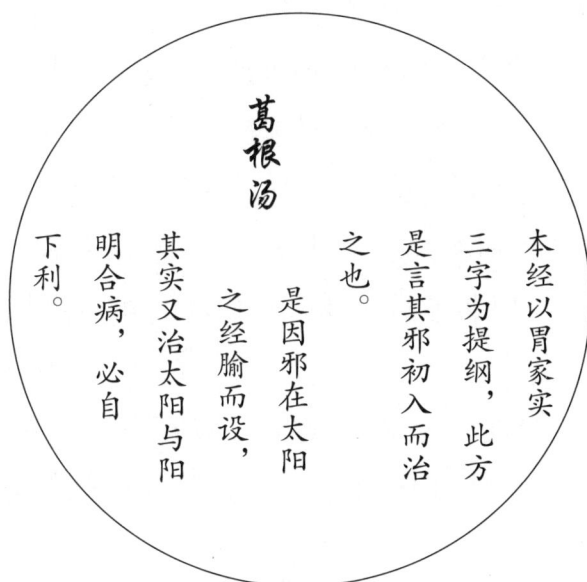

葛根汤

本经以胃家实三字为提纲，此方是言其邪初入而治之也。

是因邪在太阳之经腧而设，其实又治太阳与阳明合病，必自下利。

阳明经证用药图

　　盖太阳主开，阳明主阖，今阳明为太阳之邪所逼，不从本经之阖，而从太阳之开。开于下，故下利也。

葛根汤圆通应用法

一治周身发热，发现斑点，呕吐。夫周身肌肉，皆属阳明，阳明主发热不恶寒。今为外邪抑郁，壅于阳明，故发热而现斑。呕吐者，皆邪毒上壅外出之故。葛根汤力能祛邪外出，随其邪之所向而祛之，故愈。

一治两眼皮红肿痛甚。眼皮上下皆阳明所主，今为风热所闭，抑郁而为红肿痛甚。葛根汤力能解阳明风热，故治之而愈。

一治两乳红肿发热。两乳地面，乃阳明所主，今外感之邪伏于两乳之间，故见红肿痛甚。葛根汤专祛阳明之邪，治之故愈。

一治小儿痘初现点。夫痘毒自内出外，即在现点。此刻毒邪尽在肌肉之间，肌肉属阳明，葛根汤力能宣通肌肉之邪，不使痘毒遗留于内，发透为佳，然后另行养浆之法。若已发透，即不可用此。

此方功用颇多，加减法亦多，仲景《伤寒》书言之甚详，兹不复赘。

阳明腑证用药图

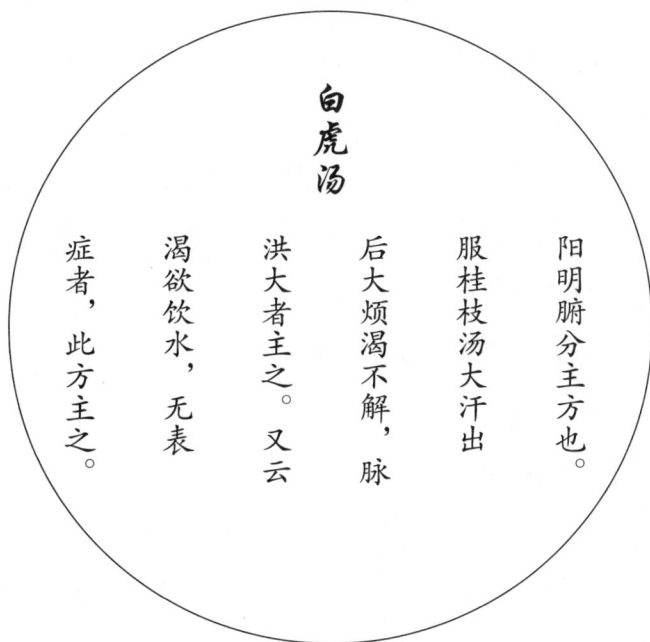

白虎汤

阳明腑分主方也。服桂枝汤大汗出后大烦渴不解，脉洪大者主之。又云渴欲饮水，无表症者，此方主之。

阳明腑证用药图

此方本列于太阳篇中，而又曰治阳明腑证者，盖以太阳之邪，服桂枝汤大发汗，表邪既解，而阳明之血液已伤。阳明乃多气多血之腑，今血液骤伤，阳明之内热立作。若不急用白虎以清热，人参以养血液，邪火益盛，即有不可扑灭之势，故白虎又是阳明腑分方也。

165

白虎汤圆通应用法

一治上消证。夫上消者，渴而多饮也。由邪火在胃，血液大伤，血为阴，阴伤而引水以救者，阴与阴相亲也。白虎汤力能灭火以存阴，故治之而愈。

一治心下一寸间发生疮疾，红肿痛甚。按心下一寸，乃胃之上口也。因邪热结于胃之上口间，故发生疮疾。白虎汤专清胃热，故治之而愈。

一治牙龈红肿痛甚，饮冷。夫牙龈乃阳明所主，今胃火聚于上，故见红肿痛甚，又见饮冷，知其邪火伤阴。白虎汤力能清胃之热，故治之而愈。

一治两乳红肿痛甚。两乳乃阳明脉过之所，今见红肿痛甚，是胃中之邪热壅滞所致也。白虎汤专清胃热，热邪去而肿自消，故治之而愈。

一治谵语、遗尿、口不仁而面垢，三阳并病。谵语者，邪热入于阳明之腑也；遗尿者，邪热合于太阳之腑也。口不仁而面垢者，邪热合于少阳之腑也。白虎汤力能清热，一热清而三病立解，故治之而愈。

此方功用颇多，加减变通亦多，《伤寒》书言之甚详，其中尚有背恶寒一证，亦用之，学者当辨而明之。

阳明里证用药图

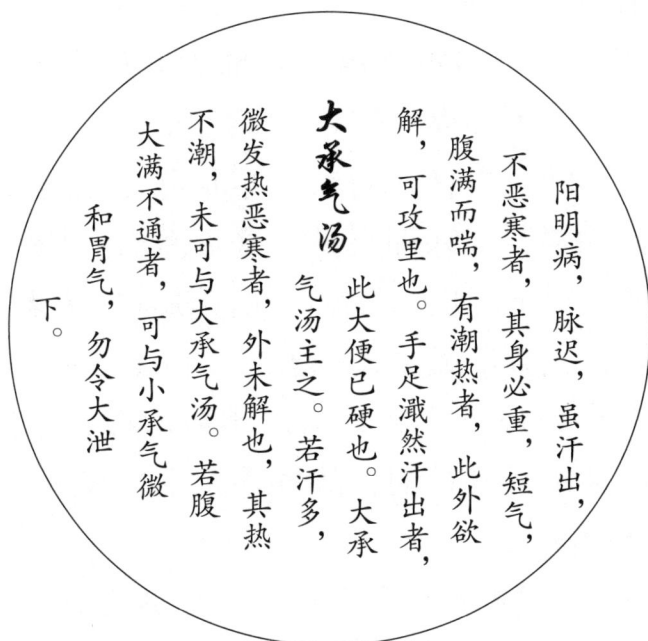

阳明病，脉迟，虽汗出，不恶寒者，其身必重，短气，腹满而喘，有潮热者，此外欲解，可攻里也。手足濈然汗出者，此大便已硬也。大承气汤主之。若汗多，微发热恶寒者，外未解也，其热不潮，未可与大承气汤。若腹大满不通者，可与小承气汤微和胃气，勿令大泄下。

阳明里证用药图

凡用此方，必须审察的确，总要知道"胃家实"三字提纲。何为胃家实？如大小便不通是也，大便硬、腹满是也，狂乱奔走、叫骂不避亲疏是也，潮热谵语是也。种种不一，务宜斟酌，不可孟浪。

大承气汤圆通应用法

一治咳嗽声如洪钟。夫咳嗽之病，似不可以与此方，其所以必用此方者，诚以咳嗽声洪，乃邪火旺极之征。火刑于肺，若不亟用此方以扑灭其火，肺有立坏之势，故不得不用之也。

一治食入即吐。夫食入而出，亦非可下之候，其所以可下者，盖以吐则为逆，非寒即火。今食入而出，是胃中之火逆行于上，其食故不得下降也。但寒与火须辨明，方可用此。

一治头晕，人昏乱无主，三五日一发。夫头晕之症，原非应下之候，其所以应下之者，盖以阴血虚极，不能制其亢龙，龙奔于上，则浊火乱其神明，故昏昏无主。大承气汤力能制其亢龙，故治之而愈。

此方，吴又可《温疫论》条中，可用此方有三十余症，《伤寒》阳明本篇可用六七症，少阴篇急下可用有三症，兹不备举。学者务宜熟读仲景《伤寒》书，便得圆通应用变化之道，切不可死守原文，当以明理为要。

少阳经用药图

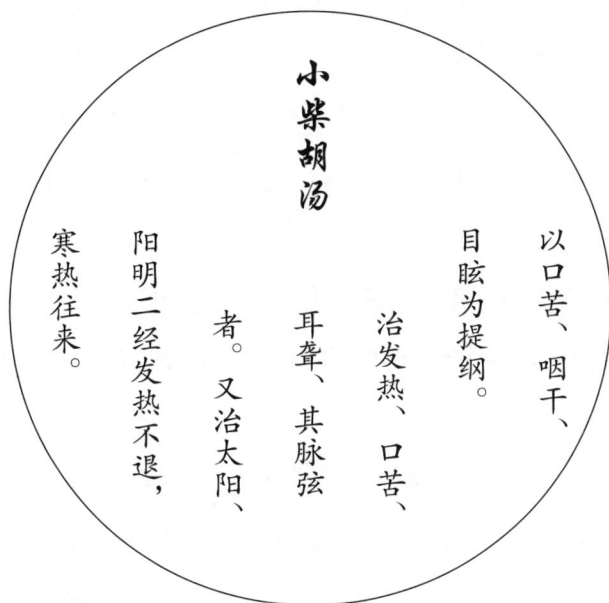

少阳经用药图

此方虽名为少阳方，究竟总是太阳经所感受的这一点邪气种子，不能从胸出去，逆于胸胁之间，阻其少阳升降之机，故少阳之经症作。其方治少阳，实是治太阳也。

小柴胡汤圆通应用法

一治两胁胀痛。夫两胁乃少阳所主，今见胀痛，是少阳之气抑郁不舒也。小柴胡汤力能舒少阳之气，故治之而愈。

一治头响，两侧胀。夫头之两侧，乃少阳所主，今见胀而响，是少阳之火浮于上也。小柴胡汤力能治少阳之经，倍黄芩力能清少阳之火，故治之而愈。

一治两耳红肿痛甚。夫两耳前后，俱属少阳所主，今见红肿痛甚，是风热之邪聚于少阳也。小柴胡汤力能治少阳之风热，故治之而愈。

一治疟疾。夫疟之为病，多缘外邪伏于少阳，不能从转输而出。少阳居半表半里，邪欲从阳明而出则热，欲从太阴而入则寒。诸书云"疟不离少阳"，皆是明少阳之经气不舒，转枢失职，邪故伏而不去。小柴胡汤力能伸少阳之气，少阳之气伸，转枢复运，邪自从此而出，病自愈而人自安也。

一治吐酸不食。夫不食而吐之症，属于太阴，理宜温中健脾。今见不食吐酸，明是木气不舒，上克脾土，土畏木克，故不食。酸属木，乃是禀少阳热气所化，土木相凌，故见以上症形。小柴胡汤力能舒少阳之气，少阳之气舒，即不克制脾土。两经之气平，而病自不作矣。

一治妇女热入血室，谵语。夫肝乃藏血之所，肝与胆相为表里，胆移热于肝，热入血室，故见谵语。小柴胡汤力能治肝胆邪热，故治之而愈。

　　按：此方功用颇多，加减变化亦无穷，《伤寒》书言之甚详，兹不赘。

太阴经用药图

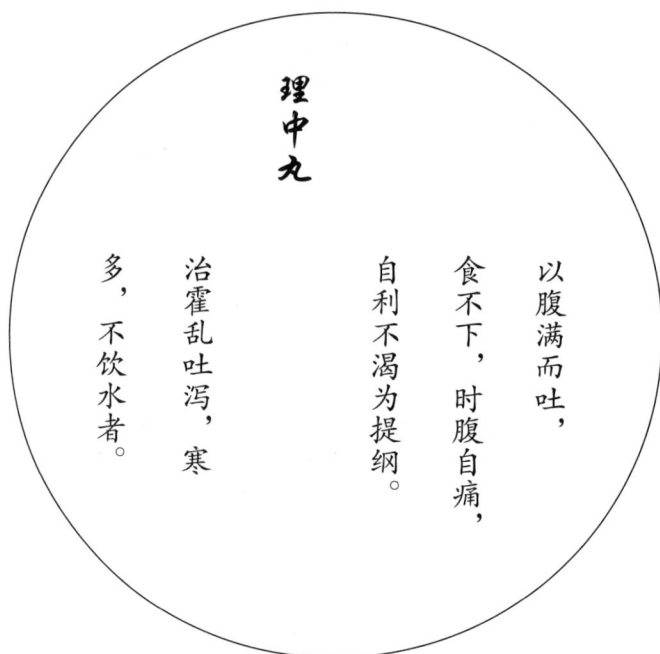

以腹满而吐，食不下，时腹自痛，自利不渴为提纲。

治霍乱吐泻，寒多，不饮水者。

理中丸

太阴经用药图

太阴篇内，有桂枝加芍药汤、桂枝加大黄汤，皆是太阳误治，邪陷于太阴而设，不得即谓为太阴主方，学者须知。

理中汤圆通应用法

一治吐血。夫吐血之症，多由中州失运，阴血遂不归经，瘀滞闭塞清道，以致清阳不升，阴血僭上，便成血逆。理中汤力能调中州之气，中州健运，血自归经，其病自已。

一治四肢浮肿。夫四肢属土，土虚则元气发泄，不能潜藏，故见四肢浮肿。理中汤力能温暖脾胃，脾胃有权，元气不致漫散，故治之而愈。

一治心下嘈杂吐水。夫心下一寸，乃胃之上口。胃主纳而脾主运，脾气衰而不运，津液上逆于胃口，以致心气不宁，故嘈杂、吐水即是明验。理中汤力能温暖中宫，脾土健运，水气下行，嘈杂、吐水自已。

一治咳嗽吐清水。夫咳唾之病，属于肺经，理应从肺施治。今独用理中者，原由中州失运，水聚于上，肺气欲下降而不能，故咳唾清水。理中汤力能健脾，脾土健而水湿下趋，肺气降而咳唾自已。

一治唾水不休。夫唾水之病，多属胃冷。理中汤力能温暖中宫，土暖而水湿自消，唾病立愈。

一治呃逆不休。夫呃逆之病，原有寒热之分，果属胃寒而呃逆不休，理中汤能温中，中寒去而呃逆自止。

一治手足微冷，少神。夫四肢厥冷之症，原有四逆之法。此乃微冷、少神，明系中州气衰，不能充周四肢。理中汤大能

173

温暖中宫，中州气旺，肢冷自愈。

　　按：此方功用最多，加减变通更多，姑举数条，以便学者参悟。

少阴经用药图

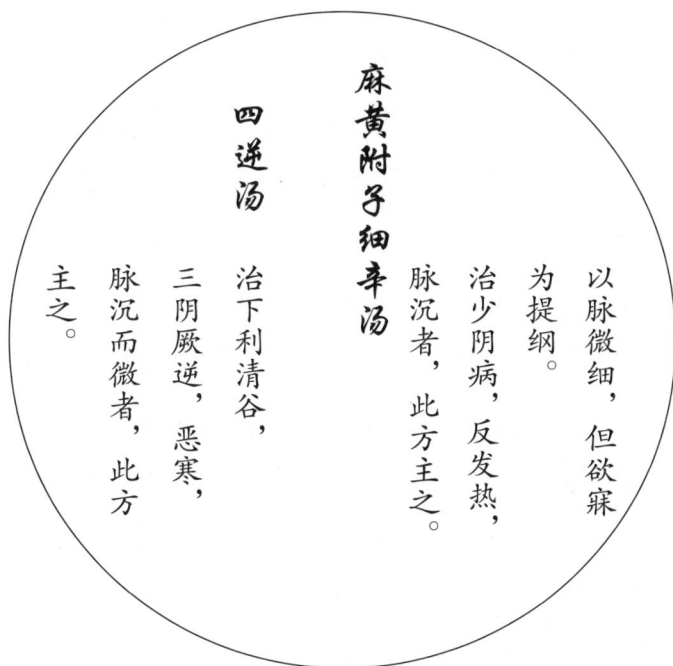

麻黄附子细辛汤

以脉微细，但欲寐为提纲。

治少阴病，反发热，脉沉者，此方主之。

四逆汤

治下利清谷，三阴厥逆，恶寒，脉沉而微者，此方主之。

少阴经用药图

按：少阴乃水火交会之地，元气之根，人身立命之主也。病至此际，是元气衰极，剥至于根。仲景立四逆，究竟是专为救这点元气说法。主方又云"治三阴厥逆"，可知这一点元气，彻上彻下，包罗天地。此方不独专为少阴立法，而上中下三部之法俱备，知得此理，便知得姜附之功用也。今人不知立极之要，不知姜附之功，故不敢用也。非不敢用也，不明也。

麻黄附子细辛汤、四逆汤圆通应用法

一治忿嚏不已。夫嚏之为病，多缘少阴受寒。麻黄附子细辛汤力能祛少阴之寒，故治之而愈。

一治腰痛难于转侧。夫腰痛之症，原有数端，今见转侧难者，明是肾脏不温，阴寒滞于内也。麻黄附子细辛汤力能温经散寒，故治之而愈。

一治周身皮肤浮肿，内冷身重。夫周身浮肿，内冷身重者，盖以先天之阳衰于内，寒湿之邪即生于内，故见身重内冷。寒湿太盛，则真气不藏，散于周身，无阳以运化，故又见浮肿。麻辛附子汤力能温肾扶阳，祛阴逐寒，故治之而愈。

一治头脑冷。夫脑为元神之府，清阳聚会之处，如何得冷？其所以致冷者，由命门火衰，真气不能上充。四逆汤力能扶先天真阳，真阳旺而气自上充，故治之而愈。

一治气喘痰鸣。夫气喘之病，举世皆谓肺寒，不知先天这一点真气衰，即不能镇纳浊阴之气，阴气上腾，渐干清道，故见痰喘。四逆汤力能温下焦之阳，故治之而愈。

一治耳肿皮色如常。夫耳肿之症，每多肝胆风火，今见皮色如常，明是阴气逆于上也。四逆汤力能扶阳祛阴，治之故愈。

一治舌黑唇焦，不渴少神。夫舌黑唇焦之症，多因阳明胃火而作。果系阳明胃火，必现烦躁、口渴、饮冷、二便闭塞等情。此则舌黑唇焦，其人并不口渴，却又少神，明是真阳衰极，不能熏蒸津液于上。当知阳气缩一分，肌肉即枯一分，此舌黑唇焦所由来也。四逆汤力能回先天之阳，阳气一回，津液复升，枯焦立润，故治之而愈。

一治喉痛、畏寒、脚冷。按喉痛一症，原非一端。此则畏寒脚冷，明是少阴受寒，逼出真火浮于喉间，故喉痛而脚冷。四逆汤力能温少阴之气，逐在里之寒，故治之而愈。

一治喉痛、身大热、面赤、目瞑、舌冷。夫喉痛、面赤、身热，似是阳症，又见目瞑、舌冷，却是阴盛隔阳于外之征。四逆汤力能祛逐阴寒，迎阳归舍，故治之而愈。

一治吐血困倦[一]。夫吐血一症，总缘地气上腾，升降失职。人身气为阳主升，血为阴主降。今当升者不升，不当升者而反升，明明阴血太盛，上干清道。古人云"益火之源，以消阴翳，"是教人补火以治水也。又云"壮水之主，以制阳光"，是教人补水以制火也。四逆汤力能补火，故治之而愈。

一治齿缝流血。夫齿乃骨之余，本属肾。肾为水脏，先天之真阳寄焉，以统乎骨分中之血液。真阳不足，不能统摄血液，故见血出。四逆汤力能补肾中之阳，治之故愈。

一治朝食暮吐，完谷不化。夫饮食入胃，固以胃为主，然运化之机，全在先天命门这一点真火，始能运化。真火一衰，即不能腐熟谷水，而成完谷不化、朝食暮吐者。暮为阴盛之候，阴气上僭，心肺之阳不能镇纳，故听其吐出也。四逆汤力能补命门衰火，故治之而愈。

一治足心夜发热如焚，不渴尿多。夫足心夜发热如焚，人皆谓阴之虚也。夫阴虚由于火旺，火旺之人，尿必短赤，口必饮冷，理势然也。今则不渴而尿多，明是下焦无阳，不能统束肾气，以致阴火沸腾，故见足心发热如焚也。四逆汤力能补火，火旺即能统束群阴，故治之而愈。

一治面赤发热，汗出抽掣。夫面赤发热，汗出抽掣，近似中风，其实不是，务必仔细斟酌。如其人本体有阴象足征，即不可当作风热。须知面赤发热者，阳越于外也。汗出抽掣者，阳亡于外，不能支持四维也。四逆汤力能回阳，阳回则诸症自已。

一治大便下血，气短少神。夫大便下血，固有虚实之分。此则气短少神，必是下焦之阳不足，不能统摄血液。四逆汤力能扶下焦之阳，阳旺则开阖有节，故治之而愈。

一治头摇，面白少神。夫头摇之症，人皆目之为风。而余于此症，察其人面白少神，知其为清阳不升，元气虚极，不能镇定也。四逆汤力能扶阳，真阳一旺，即能镇定上下四旁，故治之而愈。

一治背冷目瞑。夫背为阳中之阳，不宜寒冷，今又背冷而目瞑，明是先天真阳衰极，阴寒内生，阴盛则阳微，故目瞑而背冷也。四逆汤力能扶先天真阳，故治之而愈。

一治舌肿硬而青，夫舌肿一症，似乎心火旺极，不知舌肿而青，此乃阴寒太盛，逼出真火，欲从舌尖而出，故见肿硬青滑。四逆汤力能补火，祛逐阴寒，故治之而愈。

一治唇肿而赤，不渴。夫唇肿之症，近似胃火，胃火之肿，口必大渴。今见病人唇肿，而口并不渴，可知阴火出于脾间。四逆汤功专补阳，阳旺则阴火自消，故治之而愈。

一治鼻涕如注，面白少神。夫鼻涕一症，原有外感、内伤之别。此则面白无神，明是真阳衰于上，不能统摄在上之津液。四逆汤力能扶坎中真阳，阳旺自能统纳，故治之而愈。

一治尿多。夫尿之多，由于下焦火弱，不能收束故也。惟四逆汤力能补下焦之火，故治之而愈。

一治周身发起包块，皮色如常。夫周身发起包块，疑似风热阳邪。此则皮色如常，却是阴邪僭居阳位。四逆汤力能扶阳，阳旺则阴邪自伏，故治之而愈。

一治周身忽现红片如云，不热不渴。夫周身发现红云，人孰不谓风火郁热于皮肤。夫风火郁热之症，未有不发热而即作者，亦未有口不渴而即谓之火者，此处便是认症机关。余每于此症，认作阳衰，阴居阳位，以四逆汤治之而愈。

一治发热谵语、无神不渴。夫发热谵语，世人皆谓热伏于心，神无所主也。不知阳症热伏于心，精神不衰，口渴饮冷，小便亦必短赤。此则无神不渴^(二)，明是真阳衰极。发热者，阳越于外也；谵语者，阴邪乘于心，神无所主也；不渴无神，非邪火也。四逆汤力能回阳，阳回则神安，故治之而愈。

一治两目白睛青色。夫白轮属肺，金也。今见纯青，目无白色，是金气衰而肝木乘之也。妻乘于夫，是乾纲不振，纯阴无阳之候，多在死例。四逆汤力能扶坎中之金^(三)，金气一旺，目睛自然转变，故治之而愈。

一治两目赤雾缕缕，微胀不痛。夫目窠乃五脏精化所聚之地，原着不得一毫客气。今见赤雾缕缕，疑是阳火为殃，不知阳邪痛甚胀甚，此则微胀不痛，明是阳衰于上，不能镇纳下焦浊阴之气，地气上腾，故见此等目疾。四逆汤力能扶阳祛阴，阳光一照，阴火自灭，故治之而愈。

按：此方功用颇多，得其要者，一方可治数百种病。因病加减，其功用更为无穷。余每用此方，救好多人，人咸目余为"姜附先生"，不知余非专用姜、附者也，只因病当服此。难道余不会写几个参、地、归、芍、芩、连、栀、柏之方乎？只因世风日下，不究病之阴阳，专究方药之平稳。不知水懦弱，民狎而玩之，多死焉；火猛烈，民望而畏之，鲜死焉。总之，水能生人，亦能死人；火能生人，亦能死人。余非爱姜、附，恶归、地，功夫全在阴阳上打算耳。学者苟能洞达阴阳之理，自然头头是道，又奚疑姜、附之不可用哉！

眉批：

（一）认得血是水，气是火，便敢用姜、附，便知此方之妙也。

（二）全在"无神"二字上定案。

（三）坎中一点真金，即真阳也，人活的即此。

厥阴经用药图

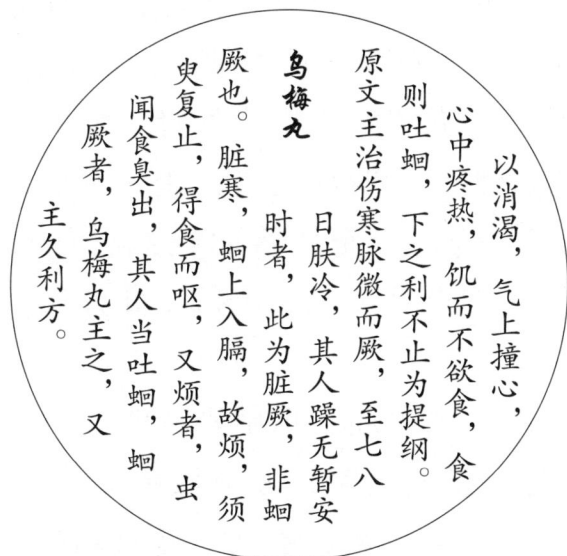

厥阴经用药图（按竖排右起）：

以消渴，气上撞心，心中疼热，饥而不欲食，食则吐蛔，下之利不止为提纲。

原文主治伤寒脉微而厥，至七八日肤冷，其人躁无暂安时者，此为脏厥，非蛔厥也。脏寒，蛔上入膈，故烦，须臾复止，得食而呕，又烦者，蛔闻食臭出，其人当吐蛔，蛔厥者，乌梅丸主之，又主久利方。

乌梅丸

厥阴经用药图

按：厥阴为阴经，阴极则生阳，故多寒热错杂。又，肝主宗筋玉茎，人性多思淫，心火一动，玉茎必举，发泄不遂，多生邪热，亦多见寒热错杂。此受病之源，人多不察。仲景立乌梅丸，寒热并投，大有灼见，并非专为虫立法。凡厥阴一切症候，莫不备具。舒驰远先生谓此方不是，未免执一。

乌梅丸圆通应用法

一治巅顶痛。夫厥阴之脉，会于巅顶。今见巅顶痛者，是厥阴之邪侵于上也。乌梅丸专主厥阴，故治之而愈。

一治睾丸肿痛。夫睾丸俗称为外肾，世人多以肾目之，不知此乃木之余气所生。古贤配之卦，震，木也，二阴一阳。二睾丸为偶，玉茎一为奇，奇居腹面，丸居背面，所论确乎不爽，而世人盖未之细求其理也。余每于此处病，多以乌梅丸治之而愈。

一治腹痛饮冷。夫腹痛、爪甲青，明是厥阴阴寒之气，阻其真阳运行之机，邪正相攻，故见腹痛。既云寒邪，何得饮冷，必是阴极阳生，见此寒热错杂。乌梅丸寒热并用，故治之而愈。

按：此方功用最多，颇难尽举，姑列一二条，以备参究。其中之精义，修园先生言之甚详，学者可熟读而深思之，便得立法立方之意，而于厥阴一切证候，莫不应手辄效也。